AF311383

FRAGMENTS SUR LES PELVITOMIES

« ..... Oui, mon cher confrère, dans votre
« service de 35 lits où vous faites un millier
« d'accouchements par an, vous devez perdre
« une trentaine d'enfants pour cause d'angustie
« pelvienne. »

Allons donc !

« Tenez, voici le bilan d'un service de l'im-
« portance du vôtre et dirigé par un maître
« indiscuté. »

ACCOUCHEMENTS PROVOQUÉS, VERSIONS,
FORCEPS, BROIEMENTS.

Mortalité fœtale annuelle :

$$3 + 2 + 3 + 23 = 31$$
$$4 + 3 + 0 + 16 = 23$$
$$4 + 10 + 1 + 16 = 31$$
$$5 + 14 + 0 + 11 = 30$$

. . . .

**La symphyséotomie fera des vivants
de tous ces morts !**

G. STEINHEIL, Éditeur, 2, rue Casimir-Delavigne, PARIS

1893

FRAGMENTS SUR LES PELVITOMIES

« ..... Oui, mon cher confrère, dans votre
« service de 35 lits où vous faites un millier
« d'accouchements par an, vous devez perdre
« une trentaine d'enfants pour cause d'angustie
« pelvienne. »

Allons donc !

« Tenez, voici le bilan d'un service de l'im-
« portance du vôtre et dirigé par un maître
« indiscuté. »

ACCOUCHEMENTS PROVOQUÉS, VERSIONS,
FORCEPS, BROIEMENTS.

Mortalité fœtale annuelle :

$$3 + 2 + 3 + 23 = \mathbf{31}$$
$$4 + 3 + 0 + 16 = \mathbf{23}$$
$$4 + 10 + 1 + 16 = \mathbf{31}$$
$$5 + 14 + 0 + 11 = \mathbf{30}$$

. . . .

**La symphyséotomie fera des vivants
de tous ces morts !**

G. STEINHEIL, Éditeur, 2, rue Casimir-Delavigne, PARIS

1893

Le tableau synoptique ci-contre représente

L'HISTOIRE DE LA PELVITOMIE

Les quatre premières figures ont trait aux bassins retrécis ordinaires, c'est-à-dire symétriques et non ankylosés, les seuls proclamés justiciables de cette opération.

I. — Représente la symphyséotomie de **SIGAULT** 1777, et en même temps, la pubiotomie à la scie, médiane ou juxta-médiane, de Siebold 1778, Aitken 1785, Champion, Imbert, Pétrequin, Stoltz, etc.

II. — La Pelvitomia nova d'**AITKEN** 1785, pelvitomie double, pelvitomie à panneau.

III. — Ce panneau, **Galbiati** l'a fendu, d'où triple pelvitomie.

IV. — **Pitois** le voulait très étroit, bipubiotomie.

La dernière figure est celle de la pelvitomie appliquée au bassin asymétrique oblique ovalaire ankylosé, **FARABEUF** 1892.

C'est l'ischio-pubiotomie unilatérale du côté rétréci ankylosé, à distance calculée pour ajouter à l'unique moitié perméable du bassin, une seconde moitié également sinon plus perméable et agrandir le tout (opération pratiquée par Pinard sur la femme Trémoulet.

Tableau synoptique et historique.

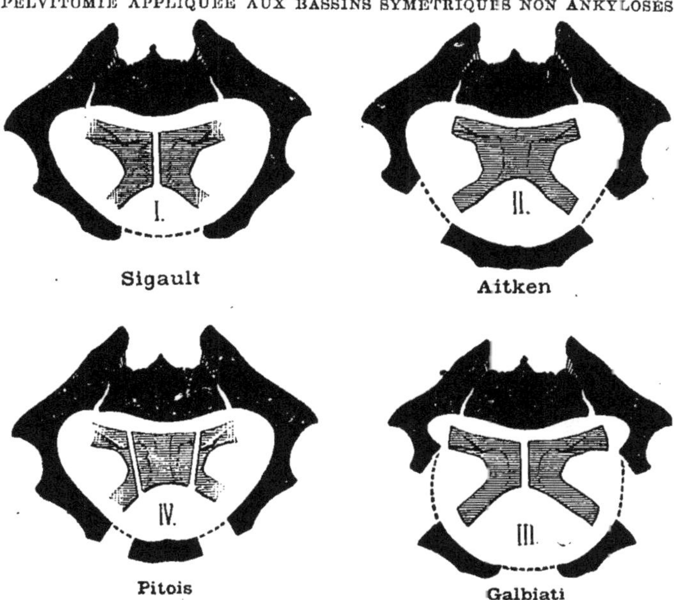

PELVITOMIE DU BASSIN ASYMÉTRIQUE ANKYLOSÉ
(Oblique ovalaire de Naegelé.)

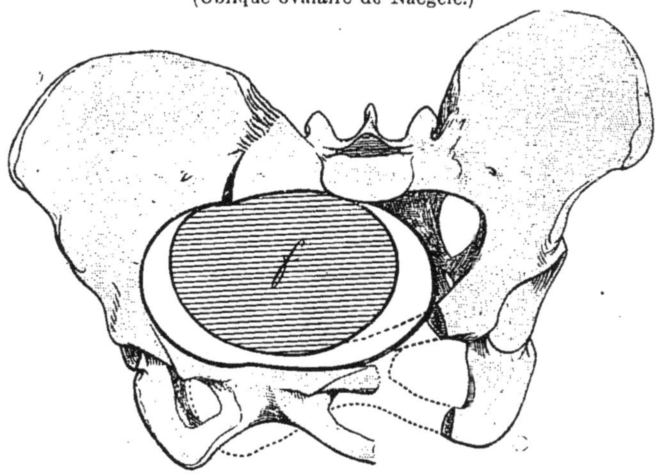

Farabeuf

I

PRÉFACE

DE

Aux Lecteurs de la Brochure intitulée :

« De l'agrandissement momentané du bassin oblique ovalaire par Ischio-pubiotomie..., etc. »

———— ┼-*-┼ ————

A. — EXPLICATIONS NÉCESSAIRES

La brochure dont je viens de rappeler le titre, est un extrait des *Annales de gynécologie et d'obstétrique* de décembre 1892, avec quelques figures en plus.

J'en avais fait tirer mille exemplaires pour les distribuer gratuitement, principalement dans le public des étudiants dont le bon sens, pour ces matières où l'anatomie, le mètre et le compas sont en jeu, et *que seules j'étudie*, n'a point encore été étouffé par les préjugés classiques et la routine de la pratique. Les jeunes gens ont en outre ce grand avantage de n'être pas loin de l'École primaire et, comme moi, de savoir encore, c'est une grande supériorité, tracer un rond, mesurer une surface, résoudre un petit problème et faire quelques calculs élémentaires.

Je désirais surtout, attirer l'attention d'une façon aussi impersonnelle que possible, sur une partie des *principes* de ce qui doit être *l'obstétrique positive*, sur cette base mathématique qui est, comme notre jeune confrère Gottchaux l'a senti et dit : « la pierre angulaire sur laquelle doit reposer toute intervention obstétricale ».

Déjà plusieurs centaines d'exemplaires étaient distribués

lorsque Pinard, à l'occasion de la présentation de son opérée à l'Académie de médecine, le 10 janvier, crut devoir remarquer incidemment qu'il serait juste de donner mon nom à l'*ischio-pubiotomie unilatérale calculée du côté rétréci du bassin oblique ovalaire ankylosé de Nægele.*

Cette proposition, faite à mon insu (je désapprouve ce genre de nomenclature), fut sur l'heure favorablement accueillie. Huit jours après, en l'absence de Pinard, revendication, accusation de plagiat formulée par M. Charpentier devant l'Académie !

Revenu de ma stupéfaction mais non de ma colère, je suspendis ma distribution et gardai mes dernières centaines de brochures, pour les faire accompagner du compte rendu de cette polémique, qui commençait mal de la part de M. Charpentier, puisqu'elle nous laissait, jusqu'après réfutation de son dire, suspects d'improbité scientifique, tout au moins d'indélicatesse. De fait, nous avons vécu, Pinard et moi, quinze longs jours avec cette tare aux yeux des lecteurs du journal Le *Temps,* consolés seulement par les témoignages précieux de quelques confrères éclairés. Je ne veux pas compromettre ceux de Paris, mais je puis remercier Masse de Bordeaux, les Herrgott, Spinelli, etc.

J'ai écrit la première partie de cette préface, pour expliquer et justifier la défense que j'ai été amené à faire dans les *Annales,* non sans horions pour l'adversaire, de ce qu'un homme a de plus précieux, son honorabilité. A ceux qui trouveront que j'ai attaché trop d'importance à des propos inconsidérés, je répondrai qu'ils seraient plus chatouilleux s'il s'agissait d'eux-mêmes, et que « propos inconsidérés » pour quelques initiés sont graves et académiques paroles pour les autres.

Je vais dire d'abord ce que je crois être la vraie raison de l'intervention de M. Charpentier, intervention aussi inévitable, je le sais maintenant, qu'inattendue?

M. Charpentier, rival vaincu, hait M. Pinard. Il le hait en raison du mal qu'il lui a fait ou qu'il essaie de lui faire.

Pinard ne tue plus d'enfants, est-ce un crime? Il les sauve par la symphyséotomie qu'il a su accepter des Italiens. Il enseigne, c'est son métier, mais il écrit avec discrétion. Il prêche surtout d'exemple, montrant la bonne voie, répondant aux demandes de conseils qui arrivent de toute l'Europe.

Que désirent ceux qui l'aident et lui-même? Rien autre chose que la vulgarisation rapide de la symphyséotomie et par elle, l'abaissement de la mortalité fœtale. C'est pour moi un véritable chagrin de voir la tiédeur et la timidité de quelques-uns de nos confrères dont tant d'enfants vont être victimes comme entre 1872 et 1882 tant de blessés et d'opérés l'ont été des chirurgiens rebelles à l'antisepsie.

Mon collègue, vous vous en souvenez, commença à étudier la symphyséotomie en octobre 1891. Il donna sa leçon publique le 7 décembre 1891, fit publier dans les *Annales d'Obstétrique et de Gynécologie*, l'article de Spinelli, le 15 janvier 1892, à la place de son article à lui annoncé, mais renvoyé au 15 février. Enfin il inaugura la série de ses opérations le 4 février 1892. On ne parlait que de cela dans l'un des clans du monde obstétrical de Paris, dès décembre 1891. L'air en vibrait.

M. Charpentier que rien ne retient au rivage, ni enseignement, ni service hospitalier, partit à Naples et s'y trouva le 15 février, pour y entendre la parole même de Morisani le maître de ce Spinelli qui nous avait convaincus trois mois auparavant et qui mérite comme son maître nos cordiaux remerciements.

Rentré à Paris, M. Charpentier lisait à l'Académie dès le 15 mars, une longue dissertation sur la symphyséotomie, sujet sur lequel, dans notre groupe, nous avions parlé et écrit, sur lequel nous étions, nous, parfaitement fixés depuis quelques mois.

Comme il n'y avait dans cette communication, rien de neuf, du faux et peu de vrai, j'en conclus que n'ayant rien à dire, n'ayant rien fait, ni rien vu, l'auteur essayait tout simplement de tirer à lui la couverture, de supplanter Pinard, d'établir qu'il était à Arques, et de se faire devant le grand public le principal promoteur de cette grande œuvre, la restauration de la symphyséotomie en France ; car c'est dans l'obstétrique opératoire, une admirable révolution que l'antisepsie a rendue possible et qui supprime presque toute la dystocie.

Témoin de ce manège, fort ostensible du reste, je me suis laissé aller à le signaler par deux petites pointes qu'on lit dans més premières pages, afin d'avertir le public et *d'empêcher qu'il ne fût porté préjudice* à l'ayant droit.

Je le devais, car je connais, je suis et j'estime Pinard depuis longtemps. Je l'ai trouvé et distingué dans le pavillon de dissection que je dirigeais en 1869. Je l'ai vu vivre extraordinairement laborieux, frère aîné modèle, très sensible, très ardent, mais voulant être droit, voulant être bon, follement généreux, aimant son maître Tarnier comme jamais un fils n'a aimé son père, cherchant toujours le moyen de lui faire la plus belle part de ses succès, pratiquant la reconnaissance envers tous et malgré tout. Je ne pouvais me refuser le plaisir de le défendre, puisque c'était un devoir ; mais j'ai eu tort de le faire avec trop de modération, puisque me voici tout de même en possession pour cet unique motif, de la belle et fertile haine de M. Charpentier.

Celui-ci, — je l'ai lu, tombé de la plume d'un homme jugeant suivant sa conscience et son intime conviction comme il convient à un citoyen probe et libre — manque déjà d'impartialité quand il est de sang froid.

Je conviens qu'il a dû s'ennuyer un instant, s'ils sont vrais les derniers mots de ce compte rendu de l'Académie. (Le *Temps*, 12 janvier 1893.)

L'opération de Farabeuf. — L'ischio-pubiotomie est une opération qui consiste à inciser ou scier une ou plusieurs branches des os qui constituent le bassin.

M. le professeur Pinard a eu l'occasion de se trouver dans la nécessité de recourir à cette opération dans des cas d'accouchements rendus laborieux par des vices de conformation constatés chez des parturientes.

M. Farabeuf lui a fourni les renseignements les plus précis sur le manuel opératoire à employer. Les résultats ont été merveilleux. La mère et l'enfant ont été sauvés.

M. le professeur Pinard propose en conséquence à l'Académie d'appeler l'opération de l'ischio-pubiotomie d'une façon plus euphonique : « opération de Farabeuf ». (Applaudissements sur tous les bancs.)

Cependant M. Charpentier n'a rien dit ce jour-là, pourquoi ? L'atmosphère lui parut-elle défavorable ?

Avait-il besoin de consulter ?

Voulait-il opérer en secret ?

Toujours est-il que ce fut huit jours après, en l'absence de Pinard, qu'il exhala la belle et raisonnable accusation que le même *Temps* rapporte en ces termes :

La pubiotomie ou opération de Stoltz. — L'ischio-pubiotomie est, nous l'avons expliqué dans notre dernier compte rendu, une opération qui consiste à scier une branche des os qui constituent le bassin. Elle a pour but d'obtenir une délivrance normale chez des parturientes mal conformées.

M. le professeur Pinard, de la Faculté de Paris, a eu l'occasion de pratiquer ces temps derniers cette opération. Il l'a exécutée sur les indications opératoires de M. le professeur d'anatomie Farabeuf. Les résultats ont été excellents ; aussi M. Pinard proposait-il, au cours de la dernière séance de l'Académie, de désigner dorénavant cette opération d'une façon plus euphonique. Il proposait, en conséquence, à la compagnie l'appellation suivante : Opération de Farabeuf.

Visant cette communication, M. Charpentier, à l'occasion du procès-verbal, rappelle à l'Académie qu'un savant universellement connu, M. Stoltz, le célèbre professeur d'accouchement de la Faculté de Strasbourg, a décrit vers 1844, sous le nom de « pubiotomie » une opération analogue à l'ischio-pubiotomie de MM. Pinard et Farabeuf.

Les deux procédés opératoires — procédés que M. Charpentier expose longuement — diffèrent sur deux points. Ces différences, *toutes minimes*, sont-elles suffisantes pour *déposséder* le savant et modeste doyen de l'obstétrique française du *bénéfice de son intervention*? M. Charpentier ne le pense pas; aussi est-il d'avis que le procédé prescrit par M. Farabeuf n'est, en réalité, qu'une modification de la méthode préconisée *pour la première fois* par le grand accoucheur de l'école de Strasbourg.

Il n'eût pas été difficile à Pinard de répondre s'il avait entendu l'attaque, mais il ne la connut comme moi que le lendemain, par les nombreuses lettres des amis et par les avertissements non équivoques des agences.

A la séance suivante, c'est-à-dire, pour cause de la mort de M. Hardy, seulement 15 jours après, que j'ai trouvés fort longs, Pinard répliqua, en présence de M. Charpentier.

Le *Temps* analyse ainsi la réplique, montrant, lui qui avait pris la revendication de M. Charpentier pour une accusation de plagiat « non douteuse », qu'il était mainte-détrompé et fixé :

Opération de la pubiotomie. — La question de l'opération de l'ischio-pubiotomie, ou de Farabeuf, — opération qui a pour but, nous l'avons expliqué à diverses reprises, de procurer une délivrance normale aux parturientes mal conformées, revient pour la troisième fois à l'ordre du jour de l'Académie.

Huit jours après la communication de M. le professeur Pinard, communication brève et motivée surtout par la présentation de l'opérée et de son enfant, M. Charpentier, nos lecteurs s'en souviennent, éleva une réclamation en faveur du vénérable doyen des accoucheurs français, M. Stoltz, et affirma que l'opération nouvelle n'était qu'une modification d'un procédé opératoire décrit vers 1844 par le savant accoucheur de l'École de Strasbourg.

M. Pinard, absent au moment où cette revendication fut formulée, ne put la réfuter immédiatement. Il vient aujourd'hui établir énergiquement le bien fondé de sa proposition, à l'aide d'arguments historiques et de notions techniques détaillées qu'il avait cru pouvoir négliger antérieurement, tant il jugeait, pensait-il, impossible toute contestation.

Ce qu'il a fait, suivant le plan imaginé, étudié et réglé par M. Farabeuf, est, en effet, bien différent de tout ce qui a été proposé ou exécuté depuis plus d'un siècle dans le domaine des accouchements rendus impossibles par rétrécissement du canal osseux du bassin.

Qu'il s'agisse d'Aitken, l'homme de la scie à chaîne, de Champion, de Galbiati ou du savant et vénéré Stoltz, la section du bassin osseux faite dans le but d'obtenir la délivrance d'un enfant vivant et viable n'a toujours visé que les bassins rétrécis ordinaires, c'est-à-dire restés composés de trois pièces mobiles, et jamais le vice de conformation particulier auquel les deux professeurs de la Faculté de Paris se sont si heureusement attaqués.

Le bassin oblique ovalaire ankylosé dit de Nægele, pourtant connu depuis une soixantaine d'années, était resté le *noli me tangere* des pelvitomistes. Personne n'y avait touché, personne n'avait proposé de le faire.

Par l'étude comparative, par le calcul, par l'expérimentation et non par hasard, M. Farabeuf a senti et établi qu'il était possible de le tenter. A ses devanciers, il a emprunté la scie, rien de plus. Le procédé opératoire qu'il a réglé est tout à lui comme l'idée même. Il suffit de lire le texte de son mémoire pour être convaincu et se sentir apte à procéder d'urgence à cette opération délicate, que M. Pinard a exécutée avec tant de bonheur.

Après avoir convaincu l'Académie, qui a de nouveau témoigné qu'elle sentait toute l'importance de cette nouvelle conquête, M. Pinard a terminé sa communication par une lecture qui met fin au débat, celle d'une lettre qui lui a été adressée spontanément par M. le professeur Stoltz, aux termes de laquelle le savant accoucheur rend hommage à la découverte de MM. Farabeuf et Pinard et confirme pleinement les faits que l'orateur apporte à la tribune de l'Académie.

Pas un mot de M. Charpentier qui cependant en avait balbutié quelques-uns jugés négligeables par les journalistes comme par nous-mêmes.

C'eût été fini décemment, si M. Charpentier n'avait retrouvé sur le palier sa ferme volonté de rééditer so accusation, d'en développer subsidiairement une seconde et d'insérer le tout subrepticement au Bulletin de l'Académie.

C'est à ce dernier retour offensif que s'adresse ma Réponse au Bulletin de l'Académie insérée dans les *Annales*, de février 1893.

Vous avez lu ma brochure, vu les figures.

Peu importe, jetez les yeux sur la figure V du tableau historique ci-devant représenté et dites-moi si cette opération peut sembler à un homme de bonne foi, un plagiat de M. Stoltz (fig. I) qui proposa de faire un petit trou au mont de Vénus, un autre à côté du clitoris, pour passer la scie à chaînette derrière la symphyse, afin de scier, après d'autres, à côté de la ligne médiane, les bassins rétrécis non ankylosés.

Pas d'erreur, je vous dis de comparer la figure V à la figure I de ce tableau.

J'ai fait ainsi l'histoire de la symphyséotomie par l'image, pour la mettre à la portée de ceux qui confondent pubis et pelvis, pubiotomie et pelvitomie, corps et branche, angle et crête, ce qui monte avec ce qui descend, le simple avec le double, le régulier et l'asymétrique, le pecten et l'ischion, le couteau et la scie, la souplesse et l'ankylose, etc., etc.

B. — Nouvelles exhortations.

En rédigeant ma brochure, l'automne dernier, je me disais : trois choses **a, b, c**, éveilleront l'attention.

a. L'agrandissement du bassin oblique ovalaire par ischio-pubiotomie passera comme une lettre à la poste.

b. La proscription du forceps de force au détroit supérieur, quoique étayée sur des preuves irréfutables, mathématiques, expérimentales et cliniques, soulèvera quelques dénégations parce que beaucoup de gens arrivés à l'âge, qu'on dit si précoce chez les singes, où le crâne devient inextensible, vivent rebelles aux preuves les plus positives.

c. Enfin, la proposition de substituer systématiquement dans la majorité des cas, la symphyséotomie à la provocation de l'accouchement prématuré, au forceps, à la version, va paraître un acte d'accusation dirigé contre les chefs de service qui semblent tenir à ce qu'en obstétrique il y ait des réactionnaires à côté des progressistes. — Que je me suis trompé !

a. L'ischio-pubiotomie suscite un orage.

Contre **b** la proscription du forceps de force au détroit supérieur et **c** la généralisation de la symphyséotomie, nulle protestation il est vrai, mais je n'entends pas dire qu'on ait cessé de provoquer l'accouchement prématuré ni d'employer le forceps ou la version lorsque la femme rétrécie entre en travail au terme de sa grossesse.

L'homme est de glace aux vérités
Il est de feu pour les mensonges

Il s'agit pourtant d'une question grave, si grave que je n'hésite pas à faire des distributions onéreuses de brochures pour répandre notre enseignement et hâter le progrès. Je vais insister encore, fort de ce que je vois et de ce que je lis... Dieu merci, c'est là de la bonne et utile polémique, de la polémique scientifique absolument impersonnelle.

Si j'étais praticien, je me ferais un devoir de fouler mon amour-propre et de m'enrôler d'abord à la remorque de Pinard, pour marcher ensuite coude à coude et le dépasser si je pouvais. Non, je ne bouderais pas longtemps. J'exercerais mes mains, tiendrais propres mes ongles et chaque fois que cela serait indiqué, je couperais la symphyse et dilaterais le bassin dans la mesure nécessaire que la mensuration et le calcul m'auraient préalablement imposée.

Certes, je ne ferais pas que tourner la clef dans la serrure. Sachant les gonds résistants, j'ouvrirais les deux battants moi-même ; je ne laisserais pas ce soin périlleux à la tête du fœtus.

Après la symphyséotomie, redisons-le : la femme opérée saine ne mourra pas de l'opération, si l'opérateur est propre ; l'enfant vivant et viable, c'est-à-dire n'ayant pas déjà le germe de la mort, ne mourra jamais de l'opération s'il n'est point obligé de forcer lui-même le bassin.

Que s'est-il passé chez Pinard depuis le 4 février 1892 ?

Un enfant prématuré, colloïde, jugé inviable immédiatement n'a pas vécu longtemps. Cela n'a rien à faire avec la symphyséotomie dont il n'avait pas du tout souffert.

Des quinze restants, deux sont morts pour avoir eu à traverser un bassin *coupé* mais *non dilaté*. Ils devraient vivre comme les autres. Mais il faut faire son apprentissage.

Pinard et les confrères qui l'assistaient dans sa première opération, imbus de craintes exagérées, toujours rééditées sans que je sache sur quoi elles reposent, relatives à de prétendus délabrements épouvantables des symphyses postérieures, n'ont pas osé pousser assez loin l'écartement des pubis avant de commencer l'extraction de l'enfant tiré par les pieds. Celui-ci s'est enfoncé le pariétal en forçant le passage. Il n'a vécu que trois jours. Sa tête est préparée. Pour une première fois c'était pardonnable, je ne me suis pas moins emporté en invectives privées contre mon collègue et contre ses aides.

De lui-même, Pinard se frappait la poitrine publiquement et jurait que pareille inadvertance (l'insuffisance de l'écartement pubien préalable) ne lui arriverait plus. De fait, cela ne lui est plus arrivé.

Mais en son absence, c'est arrivé à un jeune suppléant qui n'a pas confiance en nous et qui, à cette époque, n'avait pas encore compris. Cette deuxième tête est aussi au Musée

M. Charpentier, faut-il donc y revenir encore, n'a pas

compris non plus. Il voulait du mal à Pinard, le 15 mars 1892, à l'Académie, puisqu'il lui attribuait un accident opératoire, une hémorrhagie considérable inventée de toutes pièces. Pourquoi cette invention avec un si beau jeu ?

S'il avait eu médité un vieil auteur quelconque, s'il avait connu la symphyséotomie, il eut deviné la cause de la mort de l'enfant, il se fût aperçu de ce dont Pinard s'accusait..... il n'en eût pas fait un « succès opératoire » !

Pour être sans reproche, c'est-à-dire pour réunir toutes les chances de réussite, il faut :

d'abord *mesurer* le bassin et déterminer en conséquence, l'étendue de l'écartement pubien nécessaire, ce n'est pas difficile avec le tableau que j'ai dressé ;

ensuite *opérer en deux temps* : 1° symphyséotomie complète, par le procédé et avec les instruments que vous voudrez, mais *complète* ; 2° production d'un *écartement pubien suffisant* et au delà, soit par l'abduction manuelle des cuisses, soit par l'action instrumentale d'un écarteur interpubien, c'est-à-dire disjonction égale, autant que possible, des symphyses postérieures, dans la mesure nécessaire (1).

---

(1) Je vous en prie, écoutez moi, comme m'a écouté l'élève qui m'écrit :

Cher maitre,

« Il n'y avait pas quinze jours que nous avions entendu vos leçons sur le bassin lorsque mon ami X et moi fûmes chargés de tenir les cuisses pendant une opération de symphyséotomie.

« L'opérateur ne s'était livré à aucun calcul préalable. Je vis qu'il ne dilatait que peu ou pas le bassin. Comme nous tenions les cuisses je ne dis rien, mais ma résolution fut bientôt prise pour le cas où l'engagement rencontrerait une sérieuse résistance.

« Justement, ce fait se produisit ; rien d'étonnant, car le bassin n'a guère plus de 70 mm. Des tractions énergiques restèrent sans effet.

« Je fis signe à mon camarade : en dissimulant avec soin nos efforts, l'abduction des cuisses fut augmentée et par elle l'écartement du pubis. Ce fut visible pour nous, et suivi d'un effet aussi heureux que rapide.

« Néanmoins, l'accoucheur ne soupçonna même pas notre intervention puisque deux minutes après il nous disait : « Hein, votre Farabeuf ! dites lui donc de ma part que l'enfant tout seul peut bien dilater le bassin. »

Alors seulement qu'aura été résolu le problème préalable, que les deux temps de l'opération auront été exécutés en conséquence, l'accoucheur pourra dire : J'ai fait la symphyséo-tomie. Il aura droit au succès ; il aura le succès opératoire.

Quiconque enfreindra un de ces préceptes, ne fera qu'une opération incomplète, par conséquent aléatoire. Cette faute autrefois vénielle est devenue capitale : si je parlais parce que j'avais senti et trouvé de l'appui dans quelques vieux auteurs, je parle aujourd'hui parce que je sais, les faits, hélas, nous venant de tous côtés.

La symphyséotomie bien faite doit être le traitement des angusties pelviennes. Après cette opération, le diamètre céphalique acceptable dans le sens promonto-pubien, peut monter de 50 à 85 ; de 60 à 91 ; de 70 à 98 ; de 80 à 105 ; de 90 à 113 ; de 100 à 121.

Vous pouvez donc, dans l'immense majorité des rétré-cissements, toujours obtenir facilement la place nécessaire pour que l'enfant passe sans se blesser la tête contre des résistances osseuses : vous le pouvez à la condition d'avoir compris les principes fondamentaux de l'opération.

Je prévois un âge d'or.

Je le vois même depuis plus d'un an.

A la clinique Baudelocque : plus d'opérations fœticides patentes ; plus d'opérations fœticides déguisées, j'entends d'extractions forcées par version ou forceps ; plus d'accou-chements trop prématurés provoqués pour cause mécani-que ; et alors : mortalité fœtale considérablement atténuée, *mortalité fœtale de cause mécanique presque supprimée.*

Réfractaires qu'aurez-vous à répondre si vous vous attardez encore, si vous résistez à nos supplications ?

Bientôt je ne me souviendrai plus des constantes perplexités inéluctables où Pinard, comme ses confrères, vécut jusqu'à la fin de 1891.

On apportait, à terme, une primipare qui ne se doutait pas de son infirmité parce qu'elle était légère... Hélas ! version, forceps, c'est-à-dire broiement déguisé ou franche basiotripsie dans plus de la moitié des cas.

Ou bien, c'était une multipare instruite par le passé qui se présentait quelques mois avant la fin de la grossesse.

Avait-elle un très léger rétrécissement, on était tenté d'attendre le terme, au risque de recommencer l'histoire précédente, tant l'accouchement provoqué fait de victimes.

Le rétrécissement était-il plus marqué, il fallait hâter la délivrance. A quel mois devait-on la provoquer ? On ne savait jamais au juste les dimensions du bassin, ni surtout sa souplesse, sa complaisance ; encore moins celles de la tête du fœtus. Trop tôt, l'enfant mourait souvent, périclitait toujours. Trop tard, il fallait recourir à la force et en faire subir les conséquences au fœtus, sinon à la mère.

Et qui pourra dire jamais combien d'accouchements prématurés ont été provoqués inutilement ? Ni le contenant ni le contenu ne sont jamais rigoureusement connus de l'accoucheur. Dans la crainte d'être acculé à l'emploi de la violence, dans le doute, l'accoucheur ne s'abstenait pas, il ne temporisait pas.

On le peut, maintenant, avec la symphyséotomie.

Là où l'on provoquait chaque année plus de 20 accouchements prématurés, on ne fera peut-être à terme que 10 symphyséotomies ; les autres accoucheront spontanément ou avec un peu d'aide inoffensive.

Que d'anectodes démonstratives je pourrais conter !

Rien n'est changé pour ceux qui répugnent encore à la symphyséotomie. S'ils attendent le terme, de gré parce que le bassin n'est pas très étroit, ou de force parce que la femme ne se présente que la veille ou le jour du travail, ils sont acculés au broiement ou bien à la version, au forceps, ce qui est trop souvent la même chose. Combien d'enfants venus avec peine, se laissent ranimer, crient, respirent et survivent, mais pour mourir au bout de quelques jours ou rester, à des degrés divers, infirmes des suites du traumatisme obstétrical ?

Ne niez pas, ou bien alors, montrez-moi les têtes de vos morts, de tous vos morts et vos statistiques.

Pour éviter autant que possible l'extraction forcée par les pieds ou par la tête, et le broiement, les anti-symphyséotomistes sont donc condamnés à faire un large, trop large emploi de l'accouchement prématuré (1).

---

(1) En voici deux, de ces anecdotes auxquelles je fais allusion plus haut, deux seulement.

FEMME A. — Rétrécissement modéré : 1re *grossesse*, le professeur X. provoque l'accouchement prématuré. L'enfant est compté vivant, car il est sorti de l'hôpital vivant, le neuvième jour ; mais il périclitait puisqu'il s'est *éteint deux jours après.* — 2e, 3e et 4e *grossesses*, menées à bien entre les mains de sages-femmes quelconques. — 5e *grossesse*, le professeur Y. consulté avant terme, croit aussi devoir provoquer l'accouchement prématurément ; malgré cela le forceps intervient et défonce le frontal sans tuer l'enfant qui vit avec une dépression très marquée. — 6e *grossesse*, on attend le terme en toute quiétude comptant sur la symphyséotomie s'il en est besoin.

FEMME B. — Rétrécissement très modéré. Pour ses huit accouchements antérieurs, elle s'est adressée à trois professeurs et à un accoucheur des hôpitaux : 3 forceps, 3 morts ; ensuite 5 provocations prématurées, 5 morts. — 9e *grossesse* : comptant sur la ressource de la symphyséotomie, l'on a attendu le terme et l'on s'est borné au moment du travail à aider un peu la fixation de la tête et l'engagement. La femme est accouchée spontanément de son 9e et unique enfant.

Qu'est-ce que cela prouve ?

Cela prouve ou plutôt, avec une vingtaine d'histoires pareilles, que l'on rassemblerait facilement, cela prouverait que, comme je l'ai dit plus haut, très souvent on intervenait par prudence mais sans nécessité et au grand dommage de l'enfant.

2

De là des enfants sacrifiés par prudence, mais sans nécessité, et au total, un grand nombre de morts, quoique la mortalité proportionnelle au nombre des provocations semble assez faible.

Encore faut-il que des chiffres viennent donner à cet adjectif faible sa véritable signification.

Dans les services bien dirigés, par les mains les plus compétentes et les plus habiles, l'accouchement prématuré provoqué a donné : 24 morts et 54 vivants, soit une mortalité de 31 0/0.

Et, sur un plus grand nombre de cas, 38 0/0.

Je laisse de côté les services hospitaliers malheureux, les vieilles statistiques, et je trouve cependant une mortalité, immédiate ou rapide, d'environ un tiers. Inutile d'ajouter que parmi les survivants, beaucoup périclitent qui plus tard.....

Est-ce là une faible mortalité ?

Mais la symphyséotomie, sauverait tous ces enfants, puisque déjà elle les sauve !

Elle sauverait aussi ceux que tuent la version, le forceps.

Sur 51 versions :

21 morts immédiatement,

30 vivants, dont 8 blessés (?).

Sur 27 forceps :

9 morts, dont 7 après quelques heures,

18 vivants, dont 9 blessés (??).

Que sont devenus ultérieurement tous ces blessés et quelques-uns des autres ? Nescio.

Je suis au-dessous de la vérité en disant :

Dans une grande maternité où l'on perdait 30 enfants par an pour cause d'angustie pelvienne, un symphyséotomiste médiocre en perdra difficilement 3, un bon symphyséotomiste n'en perdra pas du tout, du fait même de l'opération.

J'ai la plus grande foi dans mes présentes affirmations, mais je laisse de côté, bien entendu, les femmes infectées d'avance, malades ou extrêmement fatiguées, soit par un travail prolongé, soit par des manœuvres antérieures, des hémorrhagies, etc., de même les fœtus mourants ou à demi, antérieurement blessés, asphyxiés ou inviables pour une cause quelconque, et je me refuse formellement à compter, comme symphyséotomies ces pseudo-opérations, ces ébauches dénuées de tous calculs préalables et de toute raison, qui consisteraient à couper et même à simplement entamer le bassin sans ouvrir ensuite au degré utile devant le fœtus, les portes qu'il doit franchir à frottement doux.

La restauration de la symphyséotomie est un grand bienfait. Honneur aux Napolitains !

Il ne me semble plus permis de diriger un service hospitalier sans y avoir recours plusieurs fois par an, plus permis de traiter les angusties pelviennes ordinaires par les méthodes, dès aujourd'hui surannées, qui donnent la mortalité fœtale que l'on sait.

Quand je pense à tous ces infanticides, du reste si consciencieux, j'en viens à ne plus trouver déraisonnable ou tout au moins à comprendre la proposition d'Assalini de rendre par une loi la

« Symphyséotomie obligatoire ».

L.-H F.

II

HISTORIQUE DE LA PELVITOMIE

Par **H. Varnier**, professeur agrégé à la Faculté.

Dans les circonstances présentes, il m'a paru utile de publier les documents que j'ai recueillis depuis que nous nous sommes mis à l'étude de cette question.

A. — LES INVENTEURS

La *Symphyséotomie au bistouri* n'avait encore été faite qu'une fois par son inventeur **SIGAULT**, en 1777, lorsque Gaspard von **Siebold**, de Würtzbourg, tombant sur une symphyse ossifiée, improvisa la *Pelvitomie à la scie*.

Le 4 février 1778, voulant pratiquer la symphyséotomie sur la femme Markard dont le bassin mesurait environ 74 millim. et qui sept fois était accouchée d'enfants morts, Siebold, trouva la symphyse pubienne ossifiée et se vit forcé, pour aboutir, de scier l'arc antérieur du bassin. Il obtint ainsi un écartement spontané de 10 millim., porté à 35 millim. environ au cours de l'extraction pénible, par version, d'un enfant mort. La femme guérit en 6 semaines et il paraît que cette même femme accoucha plus tard heureusement d'un enfant dont on ne connaît exactement ni le poids ni le volume.

Le premier pelvitomiste fut donc un symphyséotomiste qui se vit obligé à substituer la scie au couteau parce que partie molle était devenue partie dure. On apprit par lui, en même temps que l'existence possible d'un obstacle à l'application du procédé ordinaire (l'incision de la symphyse), le moyen d'en avoir raison, l'emploi de la scie (la *pubiotomie*).

C'est ce procédé de Siebold (1778) que les auteurs, se répétant les uns les autres, attribuent à Desgranges, de Lyon (1781), sans que celui-ci y soit pour rien.

Dans ses *Réflexions sur la section de la symphyse des os pubis*, publiées en 1781, Desgranges songeant au cas de Siebold, s'est borné à dire : si l'on tombait sur une symphyse ossifiée il serait possible de la désunir avec une scie convexe et boutonnée. (Voyez plus loin, page 26.)

Tel est le *procédé de Siebold*, dit de Desgranges.

Six ans après cette pelvitomie juxta-symphysienne, pubiotomie à la scie ordinaire, improvisée par nécessité aux lieu et place de la symphyséotomie impossible, mais pour arriver au même but, apparaît la scie à chaîne et, avec elle, non seulement la *pubiotomie simple à la scie à chaîne*, mais encore la *double pelvitomie*.

Nous sommes en 1785 et vous allez voir que depuis l'on n'a rien eu à inventer dans cette voie spéciale, et que c'est John **AITKEN** qui a tout fait.

John Aitken, chirurgien de la Royal Infirmary, professeur d'anatomie. chirurgie et accouchements à Édimbourg, où il fonde l'Edinburgh Lying-in-Hospital, décrit dans ses *Principles of midwifery or puerperal medicine* (1), la section de la symphyse pubienne, aliàs synchondrotomie ou opération de Sigault, sous le titre de *Pelvitomy* (Pelvitomia) au lieu de symphyséotomie.

« C'est, dit-il, la section de la symphyse pubienne dans le dessein d'augmenter la capacité du bassin en permettant aux extrémités antérieures des os innominés de s'écarter l'une de l'autre. »

Il en étudie sobrement le but, les indications, le manuel opératoire. Le seul point que nous ayons à relever à ce sujet est celui-ci : « Cette opération est indiquée et sa réussite probable lorsqu'environ un demi-pouce d'accroissement au bassin rétréci suffit pour permettre le passage du fœtus. En la faisant dans les cas où un accroissement plus considérable est nécessaire, on discrédite l'opération qui paraît net-

---

(1) 2ᵉ édition (la première est de 1784), in-8°, Edinburgh, 216 p., XII pl., p. 77 à 79, et p. 84.

tement incapable de supplanter l'embryotomie dans tous les cas, et encore moins l'opération césarienne ».

Après avoir décrit le procédé ordinaire de Sigault, Aitken passe en revue les objections qu'on peut faire à l'opération et dit textuellement :

« Les principales objections à la pelvitomie par symphyséotomie sont :

« 1° Que les cartilages peuvent être ossifiés » — et il ajoute en note : « une scie *flexible* que j'ai inventée (nous ne discutons pas ce point) pour servir en cas d'ossification lève absolument cette objection ».

« A *flexible* saw; which I have contrived to be used when there is ossification, infallibly removes this objection. »

Cette scie est représentée dans la figure 2 de la planche XII et accompagnée de la légende suivante :

« Vue de la *scie flexible;* une des poignées, par le moyen d'un crochet, est mobile de façon à permettre l'application *entre ou derrière les os.* »

Il est clair d'après ce qui précède que lorsqu'Aitken dit « les cartilages ossifiés » il a exclusivement en vue la symphyse pubienne.

Continuant l'exposé des objections, il ajoute :

« 2° Le col de la vessie peut être blessé. (J'ai inventé un couteau *flexible* qui coupe de dedans en dehors et par conséquent obvie à cette objection.) »

Ce couteau *flexible* n'est autre chose que la chaîne affilée au lieu d'être dentée ; l'auteur ajoute en effet, à la légende précédente de la figure 2, ce qui suit :

« Un bord ou fil coupant, au lieu de dents, donne un couteau flexible. »

Voici donc une nouvelle modification de la symphyséotomie, la section de la symphyse avec une chaîne non pas dentée pour triompher de l'ossification, mais simplement affilée pour couper le ligament sans courir le moindre risque de blesser le col vésical. C'est ce passage de son livre qui a fait considérer Aitken par Pétrequin et autres comme un des précurseurs d'Imbert de Lyon dans la méthode sous-cutanée.

Aitken continue l'énumération des objections :

« 3° L'agrandissement obtenu peut être insuffisant dans un bassin rétréci, pour permettre l'accouchement.

« 4° Les cartilages peuvent ne pas se réunir.

« 5° Les ligaments internes postérieurs peuvent être déchirés.

« 6° Les connexions celluleuses entre les os et les parties molles incluses peuvent être considérablement troublées ou détruites.

« 7° La pénétration de l'air dans des parties non préparées pour résister à son impression peut être très dangereuse.

« 8° Les parties molles peuvent être comprimées entre l'enfant et les bords des os divisés, au point d'entraîner de dangereuses conséquences.

« 9° Enfin, après tout, il n'y a qu'une petite probabilité de sauver l'enfant. »

Et, à la page 84, comme conclusion des chapitres pelvitomie, embryotomie, hystérotomie, Aitken termine ainsi textuellement, inventant la *double pelvitomie* :

« Ne pourrait-on pas supplanter presque toujours l'embryotomie et l'hystérotomie par une *pelvitomie nouvelle?* c'est-à-dire : 4 incisions, deux atteignant les os pubis, aussi près que possible des vaisseaux cruraux sans crainte de les blesser, de telle sorte que l'une puisse être distante de l'autre d'environ 4 pouces ; et deux correspondant et touchant à la jonction des os pubis et ischion.

« Les os découverts par ces incisions sont divisés par la *scie flexible*, sans blesser le péritoine, la vessie ou le vagin.

« Ainsi le *segment antérieur* du bassin devient *mobile*, et cède à la pression de l'enfant de façon à permettre l'accouchement.

« Si l'on surveille la plaie, la cicatrisation peut se faire de telle sorte qu'une capacité suffisante du bassin puisse être conservée. »

Et en note on lit :

« Je suis en ce moment occupé à expérimenter les effets de cette opération sur les animaux. »

Résumons cette première partie.

Dès 1778 G. v. Siebold a pratiqué à l'aide d'une scie ordinaire, et comme succédané de la symphyséotomie, la pelvitomie juxta-symphysienne, opération de nécessité non de choix. Aitken a imaginé la scie à chaîne dans le même but ; et en plus il a proposé de *scier en deux points* les bassins trop étroits pour s'agrandir assez à la suite d'une section unique et médiane. Précurseur encore à un autre point de vue, Aitken suggère que cette double pelvitomie pourrait peut-être, à la suite de l'agrandissement momentané, laisser, après consolidation excentrique voulue, cherchée, un agrandissement définitif suffisant lors des accouchements ultérieurs.

On peut donc dire, comme l'a dit M. Pinard à l'Académie le 31 janvier dernier, que *dès 1785* tous les procédés imaginables de pelvitomie applicables aux bassins symétriques, sans ankylose sacro-iliaque, avaient été imaginés, proposés et exécutés soit sur la femme vivante, soit sur le cadavre, soit sur les animaux ; que tous les instruments pelvitomistes dont on usera par la suite étaient dès lors inventés et dans le domaine public, et que les indications étaient posées pour les bassins viciés ordinaires de tout calibre.

C'est ce que nous savons parfaitement, M. Farabeuf, M. Pinard et moi, depuis le jour où nous avons commencé à étudier ces questions, mais ce qu'ignorent ceux qui se contentent de documents de seconde main.

B. — Les imitateurs

Les véritables inventeurs n'ont eu que des imitateurs.

Comme la légende est établie en faveur de ces derniers, que l'on ne parle que d'eux, il nous faut bien en parler aussi.

Ce sont par rang d'ancienneté :

Champion, de Bar-le-Duc (avant 1821)
Cattolica (?).................... (1826)
Pitois........................... (1831)
Galbiati......................... (1832)
Stoltz........................... (1838-1844)

Au dire de Murat (1), quelques praticiens, parmi lesquels **Champion**, de Bar-le-Duc, croient qu'au lieu de diviser la symphyse pubienne, *on devrait et il serait en général préférable de scier à côté de cette espèce d'articulation* et que cette opération serait même préférable à la section du cartilage.

Notons que c'est la première fois que l'on conseille de faire, de propos délibéré, comme succédané de la symphyséotomie, mais *toujours dans le même but*, la pubiotomie juxta-symphysienne réservée jusque-là aux seuls bassins à symphyse pubienne ossifiée.

Au dire de Malgaigne (1re éd. 1834), Deschamps conseilla également, puisque avec le bistouri, « on coupait souvent le pubis en croyant diviser le cartilage, de porter dans tous les cas la scie sur le corps de l'os même et un peu en dehors de la symphyse ».

En 1819, **Galbiati**, de Naples, si nous en croyons Velpeau, aurait dans un mémoire intitulé *Del Taglio della sinfisi del pube. Napoli*, 1819 (2), « décrit un procédé de pelvitomie un peu différent de celui d'Aitken », procédé dont nous aurons à reparler plus loin en détail à propos de son application sur la femme vivante.

Cattolica, de Naples également, pays prédestiné, contemporain de Galbiati et son collaborateur, aurait fait présenter à l'Académie royale de médecine de Paris en 1826, par le professeur Velpeau, un mémoire dans lequel il proposait de remplacer la symphyséotomie par une autre opération. « Au lieu de diviser le cartilage, il veut qu'on fasse, *des deux côtés*, la section du corps et de la branche des pubis, *entre les deux trous sous-pubiens*. De cette manière, *les symphyses sacro-iliaques restent intactes ;* on ne court aucun risque de blesser ni la vessie ni l'urèthre ; le tissu cellulaire du bassin est à peine tiraillé, la consolidation est facile à obtenir (r connaissez toutes les objections d'Aitken à la symphyséotomie).

« Point d'abcès, point de carie, point de fistule ni de claudication, ni de péritonite à redouter, et l'on obtient une ampliation considérable du diamètre sacro-pubien » (Velpeau).

Sauf pour le lieu de la section (et encore il y a peut-être erreur

---

(1) MURAT. *Dictionnaire en 60 vol.*, art. Symphyséotomie, 1821.

(2) Ce mémoire dont le titre exact est : *Memoria sull' operazione del taglio della sinfisi del pube nella quale si espone una essenziale novella modificaziono nel metodo di praticarla, che la rende più utile o più innocente*, n'est pas à la bibliothèque de la Faculté, et l'on verra plus loin que Morisani n'y fait aucune allusion à propos de l'opération de Galbiati. C'est que la *novella modificazione* de 1818-1819 n'est pas la *pelviotomia*.

de Velpeau), c'est la proposition d'Aitken ni plus ni moins, dans son but et dans ses moyens.

C'est encore cette même opération d'Aitken ou l'adultération de Cattolica, que réinvente **Pitois** en 1831 ; et c'est dans la thèse de Pitois, intitulée *De la Bipubiotomie*, qu'apparaît pour la première fois dans cette question, le nom de M. Stoltz.

BIPUBIOTOMIE DE PITOIS

Pitois dit dans son avant-propos :

« En suivant le cours particulier d'accouchement fait par M. Stoltz, professeur agrégé près cette Faculté, lorsqu'il fut question de la synchondrotomie et qu'il en exposa les inconvénients, il *me* vint dans l'idée que *l'on pourrait remédier à plusieurs d'entre eux, en ouvrant le bassin dans un autre point qu'à la symphyse pubienne ;* cependant une seule chose me contrariait pour assurer à l'opération le succès que j'entrevoyais, c'était de savoir si, après l'avoir faite, on pouvait espérer une réunion solide des parties. Ce scrupule fut un peu levé, lorsque *M. Stoltz m'apprit* (n'oublions pas que nous sommes en 1831, c'est-à-dire 13 ans avant l'apparition de l'opération dite de Stoltz par quelques-uns) *que mon idée n'était point neuve, mais qu'elle avait été émise par le docteur Desgranges*, ce que confirma bientôt la lecture de l'ouvrage de M. Velpeau qui, à côté du médecin de Lyon, cite un accoucheur anglais nommé Aitken.

Ayant pris ce sujet pour ma thèse, j'ai consulté ces deux auteurs, afin de ne pas annoncer comme nouveau ce qui aurait déjà été dit par d'autres. Dans l'un et dans l'autre cependant *il n'est question que de l'ossification de la symphyse des pubis* qui, ayant été rencontrée plusieurs fois, a nécessité l'emploi de la scie pour séparer les pubis......»

Pitois n'a pas su lire Aitken (voyez plus haut), ou ne veut pas dire ce qu'il y a lu. Suit la citation de Desgranges, la simple mention de l'invention par Aitken « d'une scie à lame articulée qu'il fait agir de dedans en dehors », de la proposition ci-dessus rapportée de Champion, de Bar-le-Duc ; et cette conclusion :

« Il paraîtrait, d'après un passage de M. Velpeau, qu'un accoucheur de Naples, M. Cattolica, opérerait de la manière que je l'entends, mais, ne connaissant pas son procédé, je vais m'efforcer d'en proposer un qui, s'il n'est pas parfait, le deviendra sans doute par les efforts des grands maîtres que possèdent la chirurgie et l'art des accouchements.

« Il résulte de ce court exposé historique que je ne suis pas le seul ni le premier qui ait conçu l'idée d'une nouvelle opération à faire sur le bassin ; mais j'affirme que je la nourrissais avant que je susse qu'elle eût été avancée par d'autres. »

Le simple exposé de la *Bipubiotomie* de Pitois, va prouver qu'il

s'agit bien d'un tout petit déplacement des sections d'Aitken (1),
quoiqu'il emploie une scie moins commode.

Le but qu'il se propose d'atteindre par cette opération, « intermédiaire
entre la section de la symphyse pubienne et l'opération césarienne », est
« d'agrandir les diamètres des détroits du bassin, plus que ne peut le faire
la symphyséotomie pubienne, sans porter aux symphyses sacro-iliaques les
atteintes meurtrières que l'on reproche à l'opération sigaultienne, et d'éviter
l'hystérotomie abdominale qui, par là, deviendrait plus rare ».

Admettant comme démontré d'après le résultat des expériences faites par
beaucoup de gens de l'art, que le diamètre sacro-pubien, qui met le plus constamment obstacle à l'accouchement, ne peut s'accroître que de 4 lignes au
moyen d'un écartement de 2 pouces et demi entre les deux pubis ; que cet
écartement, dans bien des cas insuffisant, ne peut être racheté que de
nombreux dangers (diastasis des symphyses sacro-iliaques) ; que la compres-
sion du forceps ne fait perdre à la tête que 4 lignes ; que le tassement des
parties molles n'en fait gagner que 3, soit onze ou douze au plus comme
gain de la symphyséotomie, Pitois conclut que « d'après cela tous les cas
dont la différence excéderait un pouce nécessiteraient (pour plus de chance
de réussite) l'opération césarienne.

« Or, si par la bipubiotomie on obtenait plus d'un pouce, il me semble
qu'elle serait préférable à la gastro-hystérotomie toutes les fois que l'étroi
tesse du bassin n'est pas extrême. »

« On verra par l'exposé du procédé opératoire que tous les désordres pro-
duits par la section du pubis et de sa branche descendante, sont plus faciles
à combattre. L'utérus n'est pas entamé ni le péritoine, dans la cavité duquel
il n'y aura pas d'épanchement de sang ni de lochies, comme cela arrive dans
l'opération césarienne.

« Avec un écartement plus grand des pubis il n'y aura pas non plus, comme
dans la symphyséotomie, diastasis des symphyses postérieures avec déchire-
ment de cartilages, de périoste et de ligaments suivi d'infiltration de sang
dans le tissu cellulaire du bassin, entraînant à leur suite des accidents presque
toujours mortels........

« Or, l'on peut obtenir plus de 11 lignes par l'opération de la bipubiotomie.

« D'après des citations d'auteurs nous avons vu qu'au moyen d'un écartement de deux pouces et demi entre les pubis, le diamètre sacro-pubien aug-
mentait ordinairement de 6 lignes, mais que ce résultat n'était pas constant. Au moyen de la bipubiotomie, l'écartement entre les pubis sera
constant et on aura non seulement la largeur du fragment qui pourra presque
toujours être de deux pouces à deux pouces et un quart à la partie supérieure, plus l'écartement spontané des pubis après leur disjonction. Mais si,
par un écartement semblable, la section de la symphyse ne fournit que 6 lignes, la bipubiotomie en donnera bien 8 ou 9, car la partie comprise entre

____

(1) Pitois sciait les deux corps pubiens près du trou, mais en dedans ; Aitken
proposait de scier au droit des trous et c'est ce qu'a fait Galbiati avec symphyséotomie en plus (v. le tableau synoptique de Farabeuf).

les os des iles étant mobile, elle pourra être portée en avant par la tête du
fœtus, surtout si l'on a soin de relâcher les muscles droits de l'abdomen qui
par des contractions spasmodiques, pourraient tirer cette partie en haut, au
lieu de lui permettre de se porter en avant. Or, on gagnera au moins 4 lignes
de plus que par la section de la symphyse, ce qui compensera les 15 ou
16 lignes de différence entre les dimensions du bassin et celles de la tête du
fœtus.

« Ainsi donc, lorsqu'il y aura une différence de rapport de 7 à 8 lignes, on
aura recours au forceps ; de 8 lignes à un pouce, à la symphyséotomie ; depuis
un pouce jusqu'à 15 ou 16 lignes, à la bipubiotomie. Au delà de ce terme on
n'aura pas d'autres ressources que la gastro-hystérotomie. »

« Les parties qu'on intéresse dans l'opération sont la peau de la région
inférieure de l'abdomen, du mont de Vénus, et du côté externe des grandes
lèvres ; le tissu cellulaire graisseux sous-jacent, les vaisseaux honteux externes, quelques rameaux cutanés abdominaux, et peut-être quelques filets cutanés
du nerf crural) ; l'attache supérieure interne du muscle pectiné, les attaches
supérieures des muscles droits internes et des adducteurs de la cuisse ; *le corps
et la branche descendante du pubis*, et si l'on pénètre trop profondément
dans la section de l'os, le tissu cellulaire de la partie antérieure de l'excavation du bassin.

« Nous divisons l'opération en cinq temps ; le premier est l'incision des
téguments et de l'attache des muscles intéressés dans l'opération ; le second
est la section de l'os ; le troisième est la répétition du premier sur l'autre
côté du bassin ; le quatrième celle du second, et le cinquième est le panse-
ment après l'accouchement.

« *Premier temps :* avant de pratiquer l'incision des parties molles, il faut,
pour le côté droit, que l'opérateur, tenant le bistouri de la main droite, recon-
naisse l'épine du pubis avec la main gauche dont on place le pouce dessus et
l'index à quelques lignes en dehors ; puis, s'imaginant une ligne passant au
dehors de cette éminence osseuse et se portant vers l'union du 1/3 inférieur
de la branche du pubis avec ses deux tiers supérieurs, qu'il fasse une incision commençant à quelques lignes au-dessus du *corps* du pubis, et se portant selon cette ligne imaginaire de haut en bas, de dehors en dedans, et
finissant au côté externe de la grande lèvre de ce côté. Le premier coup de
bistouri ne doit inciser que les téguments, mais en passant sur l'attache des
muscles que l'on doit couper ; il ne faudra intéresser que peu à peu le tissu
cellulaire, afin de pouvoir lier les vaisseaux sanguins au fur et à mesure
qu'on les divisera.

« On aura aussi l'attention de tenir le bistouri bien perpendiculairement à
la circonférence du bassin, de manière à ne porter l'incision *ni vers le trou
obturateur*, ni vers la symphyse, ce qui occasionnerait des accidents.

« *Deuxième temps.* Les aides chargés de la hanche du côté où l'on opère,
après s'être munis chacun d'une planchette en forme de gorgeret, l'opérateur
les place l'une au-dessus et l'autre au-dessous de l'os à couper, et les confie
aux aides chargés de les maintenir ; puis, au moyen d'une *scie en crête de coq*,
il fait la section de l'os ayant attention, lorsqu'il arrive à la table interne,
d'aller lentement, afin de ne point entamer les parties molles sous-jacentes.

« A la fin du second temps, la continuité du bassin est détruite comme dans
l'opération de la symphyséotomie ; il y aura par conséquent écartement spon-

tané des pubis, si l'on ne s'y oppose. C'est alors que les aides chargés de
soutenir les hanches, doivent faire tous leurs efforts, ainsi que ceux chargés
de maintenir les pieds et les jambes, pour empêcher que cet écartement ne se
fasse trop promptement. A la fin du quatrième temps (2e section osseuse) on
pourrait, je crois, faute d'aides, les remplacer par un bandage de corps que
l'on fixerait d'une manière assez peu serrée pour permettre par l'extension de
son tissu le développement graduel du bassin, à mesure que les contractions
utérines tendraient à faire franchir à la tête le détroit supérieur. »

« D'après l'examen de la pièce que j'ai enlevée sur le cadavre après avoir
fait l'opération, il y a lieu de croire que la réunion est possible. »

Sept mois après la thèse de Pitois, **Galbiati**, de Naples (nouvel
imitateur d'Aiken), pratique pour la première fois sur la femme
vivante une pelvitomie proprement dite d'après une méthode qu'au
dire de Busch, il aurait proposée dès 1824 à l'Académie de Naples.

Quoi que vous lisiez, quelque étonnement que vous éprouviez,
rcoyez à l'authenticité de ce document.

L'opération de Galbiati (1)

« Giuseppa Negri, de bonne constitution en apparence, mais qui, dans son
enfance, avait souffert du rachitisme, mesurant 4 pieds, ayant les jambes
et les cuisses incurvées ainsi que la colonne vertébrale, avait le bassin tellement déformé que l'angle sacro-vertébral était éloigné du pubis d'un pouce
et quart (33 millim). Elle était enceinte pour la 3e fois mais s'était fait
avorter au début des deux premières grossesses ; elle fut apportée à l'hôpital
des Incurables dans le 8e mois. Une opération était nécessaire. On fit des
expériences sur un cadavre, après injections des artères crurales, et l'on vit
que la double section pouvait être pratiquée sans lésion des artères ni des
nerfs et qu'on gagnait assez d'espace pour pouvoir introduire la main et
faire passer une tête d'enfant à terme dans le bassin de Negri.

Après une discussion entre les médecins présents, la pelvitomie fut décidée
à la pluralité des voix. On résolut de la pratiquer à l'apparition des premières douleurs et de voir ensuite si l'accouchement serait abandonné à la nature
ou s'il y aurait lieu d'intervenir.

Le 30 mars 1832, au petit jour, apparurent les douleurs qui allèrent en
augmentant d'intensité jusqu'à midi.

L'opération aurait été pratiquée alors si la parturiente y avait consenti ;
elle n'en comprit la nécessité qu'à 6 heures du soir ; les douleurs étaient devenues plus rares et moins intenses. En présence du professeur et des assistants
à la Clinique, Galbiati fit observer que, d'après ses recherches, quand le dia-

____

(1) Busch. Ein Fall von Galbiati's Pelviotomie. — *Neue Zeitschrift für
Geburtsk.*, B. I, heft 3, p. 121, 1834. Je tiens cette description pour exacte
car elle concorde de tous points avec ce que disent de l'opération Morisani
(v. p. 100) et C. Cucca (*La Rassegna d'Ostetricia et Ginecologia*. Napoli,
15 février 1893).

mètre antéro-postérieur dépasse 1 pouce, on n'est obligé de sectionner le bassin que d'un côté et que, dans le cas présent, cela pourrait d'autant mieux en être ainsi, que le promontoire était incliné à gauche et qu'à droite, par conséquent, le passage était plus large. C'était donc de ce côté que la section devait être faite.

Comme les forces de la malade se soutenaient bien, Galbiati pensait que les contractions stimulées suffiraient à amener l'expulsion du fœtus.

Une incision longitudinale de 1 pouce et demi de longueur mit à nu la branche horizontale droite du pubis tout près de la cavité cotyloïde.

Le périoste fut détaché tout à l'entour au moyen d'une gouge et l'os fut scié. On fit de même de la branche ascendante de l'ischion et l'opération se termina par la symphyséotomie.

On consacra une heure et quart à cette opération que rien ne vint troubler à part la ligature de quelques artères cutanées.

La malade la supporta avec un grand courage. La poche des eaux se rompit quelques minutes après. On administra le baptême à l'enfant et on attendit pour laisser la nature produire l'expulsion de l'enfant.

Quatre heures après l'opération, la malade qui s'était remontée fut mise dans un bain ; pendant ce temps, les contractions devinrent plus énergiques. L'opérée vomit une dose de seigle ergoté qui avait été administrée.

La nuit se passa tranquillement.

Le lendemain matin, l'opérée se trouvait encore bien. Cependant le pouls était excité, la langue humide et le bas-ventre indolore. La matrice s'était contractée sur le fœtus, les contractions étaient devenues plus rares et moins énergiques. Le doigt explorateur avait peine à atteindre la tête. On administra deux nouveaux bains, mais les contractions restèrent faibles pendant la nuit.

Dans la matinée du 2ᵉ jour, le visage de l'opérée avait conservé son aspect normal ; le pouls était fébrile, la langue rouge et sèche, l'abdomen un peu tuméfié et un peu douloureux. On sentait la tête plus directement, mais elle ne s'était point engagée. Du côté de la mère toute activité était suspendue.

Dans ces conditions, on se décida à intervenir de nouveau, à faire de l'autre côté des sections semblables à celles qui avaient été pratiquées et, ne pouvant plus compter sur une coopération de la mère, à faire la version ou l'application du forceps pour tirer l'enfant s'il était encore vivant. Ce n'est qu'à 4 heures du soir que la patiente y consentit.

Galbiati pratiqua la même opération de l'autre côté et amena avec le forceps la tête dans l'excavation où il la laissa. On put sentir alors avec le doigt la partie saillante de la tête et constater que les os étaient à nu et disjoints et que le péricrâne ne leur était plus adhérent.

Le fœtus étant mort manifestement, on fit l'excérébration et on put alors extraire avec la main un fœtus à terme et bien développé. Deux anses de cordon entouraient le cou. Malgré les soins et les précautions qui avaient été prises (l'opération avait duré une demi-heure), la femme tomba rapidement dans un état de grande prostration et elle succomba pendant la nuit du lendemain.

La symphyséotomie n'avait pas atteint le cartilage, mais le pubis droit.

Le péritoine et les organes du bas-ventre furent trouvés sains, etc... »

A première vue on pourrait croire que cette opération, qualifiée par Siebold d'abominable, n'était qu'une improvisation, faite sans réflexion, sans études anatomiques, pathologiques cu expérimentales préalables, dans un accès de ce que le lecteur appellera peut être délire opératoire.

Il paraît cependant qu'il s'agissait véritablement là, et contre toute apparence, d'une méthode raisonnée et appliquée de propos délibéré à la femme vivante après expérimentation cadavérique.

Voici textuellement une note parue le 30 janvier 1893, sous la signature de Morisani, de Naples, dans le n° 2 de la *Clinique internationale* (1).

« Disons la vérité : un illustre accoucheur napolitain, Galbiati, préoccupé de l'issue presque toujours funeste de la gastrotomie, rechercha un moyen qui pût être substitué à cette grave opération et proposa d'exécuter la section d'une ou des deux branches ischiatiques, en y ajoutant la section de la symphyse pubienne (2).

« Son intention était d'ouvrir de cette manière une porte univalve ou bivalve (3) dans la moitié antérieure du bassin, pour que le fœtus, *au lieu de traverser le canal osseux, sortît par l'ouverture préparée à sa circonférence.*

« Galbiati expérimenta son opération sur le cadavre et l'exécuta deux fois sur une femme vivante.

« La première expérience fut faite sur le cadavre d'une dame Antonia Lombardi, le 29 octobre 1825. Le bassin de cette dame était extrêmement rétréci ; l'espace du pubis au sacrum n'excédait pas un pouce (27 millim). « On n'avait besoin d'aucun instrument pour le mesurer parce qu'à peine le doigt était-il introduit dans le vagin, on touchait le sacrum ; entre celui-ci et le pubis on ne pouvait introduire qu'un seul doigt ; deux doigts à la fois ne pouvaient pénétrer » (Galbiati). La section des os fut exécutée avec difficulté par un appareil à scie circulaire ; la version fut pratiquée par *Cattolica* (4); mais la tête éprouva une certaine difficulté à sortir ; on réussit en la poussant avec la main. Cette difficulté dans l'expulsion de la tête provenait de la section imparfaite de la branche du pubis gauche, laquelle n'était sciée qu'à moitié et pour cette raison ne put être écartée.

----

(1) La même note se retrouve à la page 31 du numéro de janvier 1893 des *Annali di Ostetricia e Ginecologia*, sous ce titre : Per la sinfisiotomia statistica et considerazioni del prof. O. Morisani.

(2) G. GALBIATI. *La pelviotomia. Ragguaglio di una nuova operazione di chirurgia che può con vantaggio, sostituirsi alla cesarea.* Napoli, 1832.

(3) Je dirais de mobiliser entre deux traits de scie très distants, un large segment de l'arc antérieur du bassin et même de couper ce panneau en deux parties égales par la symphyséotomie surajoutée. Ce n'est pas là une *porte* jouant sur gonds.

(4) Le même qui en 1826, d'après Velpeau, fit faire sur ce sujet une communication à l'Académie royale de médecine de Paris, (H. V.)

« En novembre 1829, Galbiati pratiqua la section ischio-pubienne sur le cadavre de Clorinda de Angelis qui avait un pouce et demi de diamètre sacro-pubien ; l'extraction du fœtus fut opérée facilement.

« Cette opération fut exécutée 2 fois par Galbiati sur une femme vivante, la première en mars 1832, la seconde en décembre 1841 (5), et chaque fois il eut à déplorer la mort de la mère et de l'enfant. Plus tard elle fut pratiquée deux autres fois, en dernier lieu par Cianflone en 1854, et on eut aussi le regret de perdre les mères et les enfants. Il est à noter cependant que chez la première femme opérée par Galbiati, l'opération ne fut exécutée qu'à moitié. Le chirurgien se flattait en effet qu'il suffirait de diviser le bassin d'un seul côté. Mais on se hâta de terminer l'opération quand on s'aperçut qu'on n'obtenait aucun résultat après 30 heures d'attente. La femme était dans un état fort grave, et on fut forcé pour extraire le fœtus de pratiquer la crâniotomie.

« Aussi dans la seconde opération la section osseuse fut-elle faite des deux côtés ; la femme, après 18 heures, se débarrassa spontanément d'un fœtus très bien conformé, mais en état d'asphyxie imminente. Dans les deux cas l'opération fut lente, laborieuse et assez douloureuse : elle le fut moins pourtant la seconde fois parce que les instruments étaient moins défectueux. Dans les deux derniers cas la manœuvre fut moins longue et moins pénible ; mais, se fiant dans une mesure excessive aux forces de la nature, on attendit plus d'un jour pour extraire le fœtus avec le forceps et l'on retira un cadavre. »

L'opération de Galbiati a depuis lors été complètement abandonnée en Italie, malgré une tentative théorique de réhabilitation partielle faite en 1863, par Morisani. Tout en rejetant la pelvitomie unilatérale combinée à la symphyséotomie (qu'il considère comme insuffisante), Morisani soutient que la pelvitomie bilatérale avec symphyséotomie peut donner un agrandissement suffisant et permettre l'extraction du fœtus dans les cas de viciations trop marquées pour être justiciables de la simple symphyséotomie. Voici le résumé fait par lui-même de sa contribution personnelle à l'opération en question :

« L'opération de Galbiati resta complètement oubliée et ignorée de presque tout le monde (Morisani le croit). En 1863, j'en fis une étude assez approfondie ; je répétai ces expériences sur les cadavres et vérifiai la mensuration des bassins *rachitiques* ; j'en confirmai l'indication en tant que procédé obstétrical substitué dans les angusties extrêmes du bassin à l'opération césarienne ; je fis voir que l'espace ainsi obtenu était suffisant pour le passage du fœtus ; j'établis que l'exécution de l'opération était facile, si pour pratiquer la section des os pelviens on employait des instruments plus parfaits ; je cherchai à démontrer son peu de gravité, et je conclus que la pelvio-

---

(5) En présence du professeur R. Novi, alors étudiant (CUCCA, *loc. cit.* p. 35). (H. V.)

tomie de Galbiati ne méritait point d'être rejetée complètement, à la condition:

1º Quelle fût faite quand le travail est commencé, mais avant la rupture des membranes ;

2º *Que la section fût pratiquée des deux côtés ;*

3º Qu'on opérât selon le procédé que j'ai indiqué ;

4º Qu'on eût soin d'adapter exactement les pièces osseuses divisées ;

5º Qu'on appliquât l'appareil amidonné ou mieux celui de fils de fer pour maintenir le bassin dans l'immobilité pendant toute la durée de la consolidation » (1).

Il résulte de ces citations que j'ai tenu à faire in extenso, étant donnée l'autorité de Morisani sur toutes ces questions, que l'opération de Galbiati n'est autre chose, comme l'opération dite de Cattolica (?) (1826), comme l'opération de Pitois (1831) que la double pelvitomie proposée et exécutée sur le cadavre et sur les animaux par Aitken en 1785. Les modifications que Galbiati a tenté d'y apporter ont été ou de fendre en deux par la symphyséotomie le large panneau scié d'Aitken, ou de faire celui-ci de demi-largeur entre la symphyséotomie et une seule section osseuse. Cette modification, *l'unilatéralité de la section,* a été, par son expérience ultérieure et par ses successeurs, démontrée incapable de procurer le résultat cherché : créer au fœtus une voie artificielle dans la moitié antérieure d'un bassin à viciation extrême injusticiable de la symphyséotomie.

Est-il besoin d'ajouter que l'Anonyme qui a joint au texte français de Morisani les réflexions suivantes :

« On a réclamé la priorité de l'opération de Farabeuf en faveur de notre cher et vénéré maître Stoltz ! Mais après avoir lu les lignes de Morisani, ne sera-t-on pas porté aussi en toute justice à la faire remonter jusqu'à Galbiati ?

« C'est cette opération (de Galbiati) que vient d'accomplir avec un si brillant succès le professeur Pinard » ;

Est-il besoin d'ajouter que cet anonyme n'a pas vraiment compris le mémoire de Farabeuf ; aussi n'a-t-il pas remarqué dans l'article qu'il annote les lignes que voici (p. 11) :

« Par la pelviotomie (double, de Galbiati) on se propose de créer au fœtus une voie artificielle dans la moitié antérieure du bassin.

« L'intention de Galbiati était d'ouvrir de cette manière une porte univalve ou bivalve dans la moitié antérieure du bassin, pour que

---

(1) Remarquez que malgré tout, Morisani ne semble pas avoir pratiqué depuis lors l'opération de Galbiati.

le fœtus, au lieu de traverser *le canal osseux, sortit par l'ouverture préparée à sa circonférence* (p. 12, même article)...

Par la section de la symphyse on *agrandit simplement la voie naturelle* (1).

« Il est bien vrai que les deux branches pubiennes deviennent mobiles quand on les a sciées, mais *elles ne peuvent s'écarter* parce que les ligaments cruraux et les muscles obturateurs s'y opposent (2). Au contraire, si on coupe le cartilage qui unit les deux corps du pubis, les deux os sciés pourront alors s'écarter l'un de l'autre et, rendus mobiles sur les points sciés comme sur deux charnières, ils s'éloigneront l'un de l'autre graduellement jusqu'à se mettre en direction verticale aux corps pubiens subsistants. On fait ainsi une espèce de *porte bivalve, dans laquelle s'engage la tête du fœtus* (3). »

Il est impossible, on le voit, de faire mieux ressortir, au point de vue de la technique, qui est le petit côté, la dissemblance entre l'opération de Galbiati et autres, et celle de Farabeuf. Quant aux calculs préalables, d'un côté, rien du tout ; de l'autre, la raison même de l'opération et la certitude d'obtenir l'agrandissement recherché.

La dissemblance ressortira plus clairement encore des considérations relatives à la nature de la difformité et que je développerai ultérieurement. A Naples, d'ailleurs, on ne s'y est pas trompé. « Il n'y a, m'écrit Spinelli (12 février 93), rien de commun entre l'opération de Galbiati et celle de Farabeuf ».

C'est en 1844 que M. **Stoltz** déclare à son élève Lacour qu'il conseille de remplacer la symphyséotomie par la simple pubiotomie juxta-symphysienne (proposition de Champion avant 1821), par la méthode sous-cutanée (proposition d'Imbert de Lyon pour la symphyséotomie en 1834 et de Pétrequin en 1836 pour la pubiotomie (4), à l'aide de la scie à chaîne (inventée par Aitken en 1785).

Le seul document authentique concernant cette proposition, celui-

______

(1) Comme l'a fait Farabeuf pour tout autre chose. (H. V.)

(2) L'opération de Farabeuf escompte au contraire la possibilité, démontrée de cet écartement et plusieurs de ses temps ont pour but de supprimer l'obstacle des ligaments cruraux et obturateurs et aussi des muscles adducteurs par l'attitude. (H. V.)

(3) Dans l'opération de Farabeuf la porte est univalve, la section unilatérale, la symphyse respectée. Le fœtus ne s'engage pas dans la brèche (il n'y en a pas) mais dans l'aire naturelle du bassin agrandie. V. les figures de Farabeuf dans son mémoire. (H. V.)

(4) *Bulletin général de thérapeutique*, t. XI, p. 279.

là même où M. Charpentier croit que le manuel opératoire a été décrit tout au long pour la première fois par Stoltz, se trouve dans une note de la page 83 de la thèse de A. Lacour (23 février 1844, Paris) intitulée : *Recherches historiques et critiques sur la provocation de l'accouchement prématuré*.

Cette note est annexée au chapitre: Comparaison de ses résultats (accouchement prématuré) avec ceux de la symphyséotomie et de l'opération césarienne.

La voici in extenso :

« M. Stoltz pense que le dernier mot n'est pas dit sur la *Symphyséotomie* et qu'on condamne trop généralement cette opération *qu'il appelle pubiotomie*. Il décrit, depuis plus de 6 ans, dans ses cours, et démontre sur le cadavre, un procédé opératoire des plus simples et des plus faciles.

« Ce procédé consiste à diviser *un des pubis près de la symphyse* au moyen de la scie à chaînette *sans faire d'incision à la peau*. Pour cela, on pratique une petite boutonnière au mont de Vénus (après l'avoir préablement rasé), au point correspondant à la crête pubienne, à droite ou à gauche de la symphyse.

« Par cette boutonnière, on introduit une aiguille longue et légèrement recourbée, à laquelle est fixée la scie à chaînette. On glisse l'aiguille le long de la face postérieure du pubis, en rasant l'os, et on fait sortir la pointe *à côté du clitoris*, entre un des corps caverneux et la branche descendante du pubis, à laquelle il est uni. L'aiguille a entraîné la scie. On adapte la poignée, on tend légèrement la scie entre les deux mains, et la saisissant par les deux extrémités, quelques mouvements de va-et-vient suffisent pour diviser *le pubis*. *Les deux portions séparées par la scie s'écartent bientôt*, et cet écartement peut-être augmenté presque à volonté, ou s'opérera par la pression de la tête ou du corps du fœtus. Le pubis divisé, une des poignées est ôtée, l'instrument retiré et il reste une petite boutonnière qui se cicatrise facilement

« Il y aurait encore bien des choses à dire sur la manière de pratiquer l'opération de la pubiotomie par ce procédé, sur ses effets, son résultat probable. Je n'ai pas eu l'intention d'entrer dans ces détails, j'ai voulu seulement faire connaître la manière de procéder du professeur de Strasbourg. Elle est si simple et si facile à exécuter, elle réunit tant de conditions favorables que nous pensons qu'elle pourra être généralement adoptée. »

Comprenne qui pourra maintenant pour quelle raison ou dans quel but M. Charpentier est allé de tous les pelvitomistes choisir M. Stoltz pour en faire, malgré lui, l'inventeur de la technique opératoire de l'*ischio-pubiotomie* dont il n'a jamais parlé pas plus d'ailleurs que son ancien élève Pitois.

Il faut, et c'est l'hypothèse la plus favorable, il faut, quoi qu'il en ait dit dans les quelques mots qu'il a répondus à l'argumentation de M. Pinard, que M. Charpentier ne connût pas très exactement la question lorsqu'il a pris la parole pour la rectification ci-dessus mentionnée. Et de fait, voici ce qu'il enseigne sur ce sujet à la page 931 du tome II de son *Traité pratique des accouchements.* (2° édition, entièrement refondue, 1890).

Il s'agit du manuel opératoire de la symphyséotomie résumé d'après Bouchacourt. Après avoir décrit : 1° la méthode ancienne, méthode de Sigault ; 2° la méthode d'A. Leroy ; 3° la méthode sous-cutanée, M. Charpentier arrive au point qui nous occupe ; et ici je cite textuellement, en respectant la disposition typographique qui est parlante :

« 4° *Symphyséotomie avec section osseuse. Pubiotomie proprement dite.* — Procédé de Galbiati de Naples, de Champion de Bar-le-Duc, de Stoltz, de Nunziante. Pratiquer une boutonnière au point correspondant à la crête pubienne, passer une aiguille à laquelle on fixe une scie à chaine, le long de la face postérieure du pubis, en rasant l'os ; faire sortir l'aiguille à côté du clitoris entre un des corps caverneux et la branche descendante du pubis. Scier l'os. »

Cette association de noms, cette exclusion d'Aitken, Siebold, Pitois, exclusion persistant encore à l'heure actuelle, cette confusion incompréhensible entre les débridements multiples de Galbiati et de Nunziante, et la simple section juxta-symphysienne de Champion et de Stoltz, ce manuel opératoire unique pour des opérations aussi dissemblables, tout montre qu'imprudemment M. Charpentier s'est lancé dans une question qu'il connaissait mal.

C. — ISCHIO-PUBIOTOMIE DU BASSIN OBLIQUE OVALAIRE

Il est donc bien établi que, même en se bornant au point de vue technique, il n'y a entre l'opération d'Aitken et ses variantes (Cattolica (?), Pitois, Galbiati) ; l'opération de Siebold ou de Champion et ses variantes (Aitken, Stoltz) et l'opération de Farabeuf qu'une seule chose commune, à savoir que le bassin a été scié.

Mais la différence capitale entre l'opération de Farabeuf et toutes les autres pelvitomies, sans parler de la méthode des mensurations et calculs préalables, la vraie sécurité de tous les pelvitomistes, est dans le but poursuivi : *l'agrandissement momentané du bassin oblique ovalaire.*

Je pourrais me borner à faire remarquer que tous les procédés opératoires jusqu'ici proposés ou appliqués l'ayant été avant que Naegele eût décrit cette variété particulière de rétrécissement pelvien (1), Farabeuf n'a pu en la matière avoir de prédécesseur.

Mais, si le bassin oblique ovalaire n'avait pas été décrit avant Naegele, les accoucheurs n'avaient pourtant pas été sans remarquer que quelquefois il y avait ossification de l'une ou des deux symphyses sacro-iliaques.

Or cette ossification, qu'elle fût unilatérale ou bilatérale, a été considérée dès les premiers temps de la symphyséotomie et après Naegele lui-même : par les partisans de l'opération comme une *contre-indication* ; par les adversaires, comme un des principaux *arguments à opposer* à la section de la symphyse pubienne et à la pubiotomie.

Quelques citations vont me permettre d'établir, sans réplique possible, que le bassin à ossification ou ankylose sacro-iliaque a été de tous temps un *noli me tangere* pour les symphyséotomistes et les pelvitomistes, et que, par conséquent, l'agrandissement de ces bassins par ischio-pubiotomie unilatérale, proposé par Farabeuf et exécuté par Pinard, est une opération absolument nouvelle.

Il n'est pas pour cela besoin de se livrer à de grandes recherches bibliographiques. Il suffit d'ouvrir les classiques.

I. — J.-L. Baudelocque (*L'art des accouchements*. t. II, p. 375, 7e édition 1883 — réédition de 1807), raconte que Bonnard de Hesdin « n'ayant pu (le 12 février 1778) couper complètement la symphyse du pubis qui lui parut ossifiée, et imaginant bien que ce serait en vain qu'il le ferait, par rapport à l'état des symphyses sacro-iliaques, qui devaient être, dit-il, également endurcies, aima mieux abandonner ce premier projet et recourir à l'opération césarienne » (2).

II. — Dès 1781, Desgranges disait : « A la vérité, si la

---

(1) Le mémoire de Naegele a paru en 1839, soit sept ans après l'opération de Galbiati et un an après les premiers essais cadavériques de Stoltz.
(2) Voy. l'observation authentique. *Journal de médecine*, t. 49, p. 433, 1778.

symphyse antérieure, celle des pubis, était soudée, il serait possible de la désunir avec une scie convexe et boutonnée ; mais si une seule des symphyses postérieures est ossifiée, il n'y a qu'un seul des os pubis qui s'écartera, l'augmentation obtenue pour le détroit vicié se réduira à peu de chose, il n'en résultera aucun avantage pour l'accouchement, et si toutes deux sont soudées, c'est en vain qu'on aura *scié* les pubis, on sera forcé de recourir à la section césarienne que l'on aurait dû pratiquer en premier lieu » (1).

III. — Mme Lachapelle (t. III, p. 440, 1825) dans les quelques objections qu'elle formule contre la symphyséotomie remarque « que ce n'est pas tant l'ossification de la symphyse pubienne qu'on aurait pu craindre de rencontrer (puisqu'il aurait été possible encore d'en faire la section au moyen de la scie) que celle des symphyses sacro-iliaques, assez fréquente selon Boer (p. 22) et que nous avons deux fois observée(voyez-en plusieurs exemples cités par Lauverjat, p. 258) et qui aurait empêché tout écartement ».

Et à la page 449, comme conclusion de l'examen anatomique du bassin d'une femme morte à la suite d'une opération césarienne faite par P. Dubois à la Maternité on lit : « *La symphyse sacro-iliaque droite est ankylosée, disposition qui aurait rendue inutile la section pubienne si l'on y eût voulu recourir* ».

Ce bassin a été depuis décrit comme un parfait exemple du bassin oblique ovalaire de Naegele, par Naegele lui-même.

IV. — L. J. Bœr (de Vienne), dans ses *Libri de Arte obstetricia* (in-8°, Vienne, 1830, p. 28), écrit (Aphorisme 12° sur la symphyséotomie) :

« Denique obduratis plus minusve in osseam compagem posticis cartilaginibus (quod fieri aliquando, pelves in os continuum concretæ, eæque non informes plurium in juventa ferme mortuarum monstrant) *nullo modo pubes secari et*

---

(1) Voy. l'observation authentique. *Journal de médecine*, t. 68, p. 83, 1786.

diduci potest. Quo magis id timendum in fœminis est, qua-
rum cartilagines et ossa jam diu labe aliqua affecta pruden-
tium suspiciones movent. »

V. — « S'il arrivait dit Velpeau (1), que la symphyse fût
ossifiée comme dans les bassins cités par Weidmann, Lauverjat (*Nouv. méth. de pratiq. l'opér. cés.*, p. 258), comme
Bœr et Mme Lachapelle disent qu'on le rencontre assez souvent, et ainsi que je l'ai moi-même rencontré deux fois, il y
aurait si peu de chances d'obtenir un agrandissement un peu
considérable, qu'au lieu de scier l'articulation, comme le conseille M. Champion et comme l'a fait Siebold, j'aimerais
mieux avoir recours à l'opération césarienne..

« En portant la scie en dehors de la symphyse, sur le corps
même de l'os, d'après le conseil de Desgranges, et comme le
fit ce W. (2), dont parle Lauverjat (*ibid.*, p. 258), l'opération ne serait ni plus ni moins dangereuse ; car c'est en ar-
rière, dans les articulations sacro-iliaques et non pas en
avant, que se trouve la difficulté. »

VI. — Jacquemier y revient par trois fois (*Manuel des accouchements*, 1846. « Si la tête, engagée dans la position
la plus favorable, reste au-dessus du détroit supérieur par un
défaut réel de proportion, la disproportion devra être telle au
détroit inférieur qu'il ne doit rester d'autre chance de déli-
vrer la femme que l'opération césarienne ou la mutilation du
fœtus, les avantages de la symphyséotomie, à cause de l'ankylose de la symphyse sacro-iliaque, devenant problémati-
ques » (t. I, p. 42, article Bassin rétréci oblique ovalaire).

« Si la symphyse était ossifiée, il faudrait se servir de la
scie ; mais cette circonstance, si elle se rencontrait, devrait
faire craindre que les symphyses sacro-iliaques ne fussent
dans le même état, et il serait prudent de renoncer à l'opération » (t. II, p. 494).

---

(1) *Traité complet,* t. II, p. 435. Paris, 1835.
(2) Probablement Siebold « chirurgien de W.... » Würtzbourg.

Et page 476 :

« Il peut arriver que les articulations sacro-iliaques soient plus serrées et même ossifiées. L'une d'elles l'est constamment dans le bassin *oblique ovalaire*. Dans ces cas, la section de la symphyse est contre-indiquée. »

VII. — H. F. Nægele et W. L. Grenser (*Traité pratique de l'art des accouchements*, traduit par G. A. Aubenas, professeur agrégé à Strasbourg, ouvrage précédé d'une introduction de M. Stoltz. Paris, 1869, p. 484) énumérant les doutes et objections formulés contre la symphyséotomie, disent : « Jamais on ne peut établir à l'avance si les pubis s'écarteront ni de combien. Il peut même arriver qu'une des symphyses sacro-iliaques, ou que toutes les deux soient ossifiées, ce qui annule complètement le résultat de l'opération ».

VIII. — Enfin, tout récemmment (1892), Robert-P. Harris (1), écrit : « Si l'on veut extraire le fœtus par les voies naturelles, à l'aide de la symphyséotomie, il faut s'assurer que les symphyses sacro-iliaques sont normales. L'opération est impraticable dans un bassin de Robert ou de Naegele, ou dans un bassin atteint d'ankylose coxalgique dans l'enfance ».

En voilà assez pour démontrer que le bassin oblique ovalaire, le bassin à ankylose sacro-iliaque unilatérale, a toujours été considéré comme un *noli me tangere* par les symphyséotomistes et les pubiotomistes.

L'opération de Farabeuf qui l'agrandit quand il a besoin de l'être (2) d'une quantité mathématiquement calculée à l'avance, par ischio-pubiotomie *unilatérale du côté ankylosé*, c'est-à-dire par un procédé opératoire qui auparavant n'avait été

---

(1) The Remarkable results of antiseptic symphysiotomy.

(2) Nous montrerons dans un prochain article des *Annales*, en nous appuyant sur Litzmann et Simon Thomas, et sur une statistique plus récente, que la plupart des *bassins de Naegele* sont justiciables de l'opération de Farabeuf.   (H. V.)

ni soupçonné, ni indiqué, ni décrit, ni figuré, est donc bien une opération nouvelle. On est étonné de lire que c'est seulement « une indication nouvelle » d'une « opération conseillée par M. Stoltz et autres contre les bassins rachitiques ».

H. Varnier.

III

EXTRAIT DE MA RÉPONSE

(Annales de gyn. et d'obst., février 1893)

Si vous disiez *application nouvelle* (que vous ne niez pas) et *création* d'un procédé rentrant dans la méthode de Sigault et d'Aitken, vous seriez dans le vrai.

Car il y a eu *création d'un procédé*, c'est-à-dire :

1° Étude comparative de toutes les pelvitomies possibles appliquées au bassin oblique ovalaire réputé intangible;

2° Démonstration de la supériorité de la section du côté ankylosé rétréci;

3° Détermination du point où il est le plus avantageux et le plus facile de scier ce côté;

4° Technique opératoire;

5° Nécessité de diviser telles parties fibreuses, de placer la cuisse dans telle attitude et de provoquer d'avance l'écartement nécessaire.

Et le résultat ?

Le bassin oblique ovalaire n'a qu'*une* moitié perméable ; l'opération lui en donne une *seconde* et agrandit le tout.

L.-H. F.

IV

EXTRAITS DU BULLETIN DE L'ACADÉMIE DE MÉDECINE

Séance du 10 *janvier*

De l'ischio-pubiotomie ou opération de Farabeuf

M. Pinard. — J'ai l'honneur de présenter à l'Académie une femme sur laquelle j'ai été amené à pratiquer une opération nouvelle, je veux dire une *ischio-pubiotomie.*

Voici tout d'abord le résumé de l'histoire de cette opérée :

Femme Trémoulet, née à la Rochelle, âgée de trente deux ans, dont les antécédents héréditaires sont sans intérêt. Comme antécédents personnels, je dois noter que, née à terme et nourrie au sein, elle commença à marcher à dix-huit mois, mais elle fut à ce moment obligée de rester au lit pendant dix mois, c'est-à-dire jusqu'à vingt-huit mois, pour une affection qu'il est impossible de diagnostiquer rétrospectivement. Ensuite la marche redevint possible, mais l'état général resta débile jusqu'à l'âge de quatorze ans. Voici maintenant ses antécédents obstétricaux.

En 1886-87, première grossesse exempte d'accidents ; arrivée au terme de sa grossesse cette femme se fit recevoir à la Maternité de l'hôpital Cochin où elle entra en travail le 1er mai 1887. Voici les renseignements qui m'ont été donnés par mon collègue M. Bouilly sur l'accouchement de cette femme : premières douleurs, deux heures du matin le 1er mai ; rupture spontanée des membranes à sept heures du soir. Présentation du sommet en O. I. D. A. Procidence du cordon. Application de forceps infructueuse. Version par manœuvres internes. Basiotripsie tête dernière. L'enfant était un garçon pesant 4,120.

En 1887-88, deuxième grossesse, grossesse normale. Un peu à cause de sa santé parfaite, beaucoup à cause de la crainte que lui inspirait un examen médical, cette femme attendit jusqu'au huitième mois et vint à la Maternité de Lariboisière que je dirigeais alors, le 28 mai 1888. M'appuyant tout d'abord sur certaines particularités extérieures du corps, je portai le diagnostic de bassin oblique ovalaire et le lendemain, pour confirmer mon diagnostic, je prati_ quai le toucher manuel pendant l'anesthésie et je reconnus que le côté droit du bassin était aplati et que selon toute probabilité, il y avait synostose ou ankylose de l'articulation sacro-iliaque du côté droit. Ayant trouvé le promontoire accessible, je résolus de provoquer l'accouchement. Le 31 mai, sous le chloroforme, je commençai par transformer la présentation de la tête en présentation du siège, car l'occiput était primitivement en rapport avec le côté étroit et je pratiquai la version par manœuvres externes de façon à ramener le siège en bas et le dos à gauche pour permettre à la tête de se mettre pendant le dégagement en rapport avec le côté large. Le siège étant ainsi fixé, je provoquai l'accouchement. A sept heures du soir, la dilatation étant complète depuis deux heures, je procédai à l'extraction. Le tronc fut assez facilement dégagé, mais je fus obligé de me faire aider pour extraire la tête.

Avec le concours de M. Varnier, qui était mon interne, nous eûmes recours à la manœuvre de Champetier de Ribes et pûmes alors extraire la tête.

L'enfant naquit étonné, mais ne tarda pas à crier. Cet enfant mourut à cinq mois.

En 1889-90, troisième grossesse, qui se termina à Tulle le 25 mai 1890 et qui présenta les particularités suivantes, au dire de la femme Trémoulet. Une sage-femme rompit les membranes. Un premier médecin fit cinq applications du forceps. Un deuxième en fit une sixième, aussi infructueuse que les autres. Il pratiqua alors la version et dégagea le tronc, mais la tête ne s'engagea pas, malgré des tractions très énergiques. La crâniotomie, tentée, ne réussit pas. Une septième application de forceps échoua également. C'est alors que le tronc ayant été enveloppé dans une serviette fut confié au beau-frère qui, appuyant un pied sur le lit, exerça des tractions aussi énergiques qu'il pouvait le faire pendant qu'un médecin tirait sur le maxillaire inférieur et qu'un charretier pressait sur le ventre de la mère de droite à gauche et de haut en bas. Cette trinité synergique triompha enfin de l'obstacle et la tête fut extraite.

En 1891, quatrième grossesse, terminée à la clinique Baudelocque, le 24 septembre : accouchement provoqué, deux applications de forceps. Procidence du cordon. Enfant mort.

En 1892, cinquième grossesse. Cette femme, ayant eu ses dernières règles du 15 au 20 janvier, vint à la Clinique Baudelocque, le 29 septembre, en me disant que, cette fois, « elle voulait à tout prix un enfant vivant ».

Enthousiasmé par les résultats qui me sont fournis par la symphyséotomie, je songeai tout d'abord à pratiquer chez elle cette opération. Mais la réflexion ne tarda pas à me démontrer que, si le diagnostic que j'avais porté en 1888 était exact, c'est-à-dire s'il y avait ankylose de l'articulation sacro-iliaque droite, les bénéfices fournis par la symphyséotomie, seraient probablement insuffisants. J'examinai à nouveau cette femme avec le plus grand soin, j'essayai d'évaluer autant que possible avec précision, l'étendue des différents diamètres de ce bassin. Et mes examens multiples ne firent que confirmer mon premier diagnostic.

Je me trouvais bien en présence d'un bassin oblique ovalaire ankylosé du côté droit et offrant un diamètre promonto-pubien minimum de 8.5 environ. Je savais par ce qui s'était passé antérieurement que ce bassin n'avait jamais laissé passer vivant un enfant à terme. Que devais-je faire ? Trois moyens connus étaient à ma disposition. Provoquer l'accouchement, pratiquer l'opération césarienne ou sectionner la symphyse.

Déjà chez cette femme, deux fois l'accouchement avait été provoqué. Un seul enfant fut extrait vivant après des opérations multiples (version pelvienne par manœuvres externes. Extraction par les pieds. Manœuvre de Champetier de Ribes). Je me rappelais les dangers courus par cet enfant et les difficultés éprouvées pour l'extraire. Un pareil résultat pouvait encore être obtenu mais il était loin d'être certain. Aussi j'avais la conviction que, si je provoquais l'accouchement, je tenterais la chance, mais ne ferais pas autre chose.

On pouvait penser à pratiquer l'opération césarienne. C'est même le moyen qui me fut conseille par le professeur de Krassowsky. Notre éminent collègue étant venu à la clinique Baudelocque pour me voir pratiquer une symphyséotomie, je le priai d'examiner cette femme. Je tenais d'autant plus à avoir son avis que, comme on le sait, le professeur de Krassowsky s'est particulièrement occupé du bassin oblique ovalaire. Et il me répondit : il faut faire l'opération césarienne ou la symphyséotomie.

Mais, en pratiquant l'opération césarienne, si j'étais à peu près certain de sauver l'enfant, je faisais courir des risques à la vie de la mère, et moi, je ne le voulais à aucun prix.

Restait la symphyséotomie, pouvant être pratiquée, soit à terme, soit comme complément de l'accouchement provoqué.

Ainsi que je l'ai déjà dit, étant données les dimensions du bassin, la symphyséotomie pratiquée à terme ne pouvait me donner un agrandissement suffisant pour laisser passer la tête, un seul côté du bassin pouvant s'ouvrir après la section de la symphyse. Pratiquer la symphyséotomie après avoir provoqué l'accouchement me donnait la certitude d'un agrandissement suffisant, mais chacun sait combien, surtout dans les bassins asymétriques, les procidences sont à craindre. Et je redoutais la reproduction de la procidence du cordon, qui avait été cause de la mort de l'enfant lors du deuxième accouchement provoqué chez cette femme.

En somme, je n'avais aucun moyen me permettant de n'exposer ni la vie de la mère ni celle de l'enfant.

C'est alors que je demandai à mon maître et ami le professeur Farabeuf de rechercher s'il était possible de faire quelque chose pour sortir de cette impasse angoissante. Et le 25 octobre, il m'écrivait : « Depuis aujourd'hui quatre semaines, je suis dans le bassin, mesurant, calculant, traçant, supposant toujours que je m'étais trompé. Mon dernier calcul me redit une fois de plus la même chose, à savoir que si le bassin de votre femme de Baudelocque mesure seulement 80 millimètres de promonto-pubien (je lui avais dit 85), l'ischio-pubiotomie laissera passer une tête plus grosse que nature ; j'espère donc que si vous libérez bien les os, l'enfant vous tombera dans les mains ». Et il me donnait, avec sa précision ordinaire bien connue, tous les détails du manuel opératoire de l'ischio-pubiotomie.

Sachant qu'en pratiquant cette opération je ne lésais aucun organe maternel important, ayant une confiance absolue dans les calculs et les résultats obtenus par M. Farabeuf, m'étant familiarisé sur le cadavre avec l'ischio-pubiotomie, je résolus d'attendre chez la femme Trémoulet le travail spontané et à terme et de pratiquer cette opération.

Les premières douleurs apparurent le 8 novembre, à trois heures de l'après-midi ; le 9 novembre à cinq heures du matin, je commençais l'opération, et après avoir scié successivement la branche ischio-pubienne et la branche horizontale du pubis du côté ankylosé et à 5 centimètres de la ligne médiane, j'appliquais le forceps de M. Tarnier au-dessus du détroit supérieur, et sans tirer, pour ainsi dire, j'amenais un enfant vivant pesant près de 4 kilogrammes (3,970 grammes).

L'opération fut relativement facile et je n'eus de difficulté que pour passer la scie à chaîne destinée à couper la branche horizontale du pubis. Avec une aiguille convenable, cette difficulté disparaîtra.

Il s'écoula si peu de sang, que je n'appliquai aucune pince hémostatique. Je ne décrirai pas ici le manuel opératoire en détail, car cela a été fait dans un mémoire intitulé *Ischio-pubiotomie* et que j'offre à l'Académie de la part de l'auteur, le professeur Farabeuf.

L'écartement spontané aussitôt après la section de la branche ischio-pubienne, et de la branche horizontale du pubis, fut de

2 c. 6, et fut porté à 4 centimètres au moins pendant l'extraction.

Après la délivrance, je n'eus pas à faire de suture osseuse comme j'étais disposé à le faire si les os n'étaient pas réunis. Mais je trouvai les surfaces de section tellement en contact, que je me contentai de pratiquer la suture des parties molles et de placer la femme dans le lit où je place les symphyséotomisées. Les suites furent très simples, et il ne se produisit comme complication qu'une escarre au niveau de la région sacrée, escarre due au décubitus dorsal prolongé. Le 17 novembre, les fils furent enlevés : la plaie était réunie par première intention. Le 20, la femme Trémoulet peut s'asseoir dans son lit sans éprouver de douleur. Le 19 décembre elle se leva pendant deux heures, et aujourd'hui elle se tient debout et marche sans difficulté, comme vous pouvez le constater.

Quant à l'enfant, il pèse aujourd'hui près de 11 livres.

En terminant cette communication, j'ajouterai qu'il me paraît de toute justice de remplacer le titre peu euphonique d'ischio-pubiotomie par celui d'opération de Farabeuf. (V. Compte rendu du journal Le *Temps*. In préface, p. 8.)

Séance du 31 janvier.

. . . .

Qu'a fait M. Farabeuf ?

Il s'est proposé de rendre possible l'accouchement à terme dans le bassin oblique ovalaire. Le terrain est tout à fait différent. Le bassin oblique ovalaire est asymétrique ; l'un des os iliaques est ankylosé avec le sacrum ; tout le côté correspondant est déformé, rétréci, immuable. Ce bassin resté jusqu'ici, entendez-le bien, Messieurs, le *noli me tangere* des symphyséotomistes et des pelvitomistes, avait été de parti pris respecté par le couteau et par la scie, en raison même de sa conformation. Il n'est connu que depuis cinquante ans, grâce aux travaux de Nægele.

Il suffit de lire le titre du travail que j'ai eu l'honneur d'offrir à l'Académie au nom de M. Farabeuf pour savoir ce qu'il avait à faire et ce qu'il a fait. Jusqu'à présent, ainsi que je l'ai dit le 10 janvier, les accoucheurs ayant à lutter contre le bassin oblique ovalaire n'avaient à leur disposition que le forceps, la version, l'accouchement prématuré, l'opération césarienne et l'embryotomie.

M. Farabeuf a cherché le moyen de faire traverser cette filière pelvienne rétrécie, ce bassin asymétrique réduit à un seul côté, par un enfant à terme sans faire courir aucun risque ni à la mère ni à l'enfant.

Pour cela, suivant sa méthode qui me permet de connaître d'avance le résultat que me donnera telle ou telle de mes symphyséotomies, il a donc commencé par étudier et établir l'étendue des surfaces nécessaires à l'engagement de la tête. Ensuite il rechercha comment dans ce bassin ankylosé, il pourrait obtenir l'agrandissement nécessaire. Il reconnut et démontra que la symphyséotomie et que la pubiotomie, l'opération qui, but à part, serait comparable à celle de Stoltz, ne donnerait pas et ne pouvait donner l'agrandissement nécessaire. Et après avoir mesuré, calculé, il conclut que la section du côté ankylosé et rétréci, faite à une distance donnée, à 5 centimètres de la ligne médiane, donnerait *seule* l'agrandissement suffisant. Après avoir établi ce fait par des mesures et des calculs, il étudia de quelle façon cette section pouvait et devait être pratiquée pour ne léser aucun organe important. Et il précisa tous les détails du manuel opératoire qu'on trouve dans son travail.

Voilà ce qu'a fait M. Farabeuf.

Et vous avez pu juger, le 10 janvier, de l'exactitude de ses calculs et de la sûreté de son procédé opératoire.

Pour cette étude, M. Farabeuf a-t-il trouvé dans la littérature obstétricale, une ligne, un mot pour l'inspirer ?

Jamais personne n'avait touché sciemment à un bassin oblique ovalaire. Personne n'avait indiqué les recherches à faire, les voies à suivre, les expériences à entreprendre. Avant lui aucune étude, aucune idée sur ce point, rien, absolument rien.

Encore une fois, Messieurs, M. Farabeuf examine le bassin oblique ovalaire, le mesure, calcule, expérimente et conclut que là en le coupant, *mais là seulement*, en ce point precis, on obtiendra ce qu'on recherche, on atteindra le but.

Qui avait jamais songé à cela avant lui ? Personne.

J'irai même plus loin, — puisqu'on me force à ne pas être modeste pour mon collaborateur, — pour sectionner le bassin, fût-ce en un point quelconque, et dans un cas quelconque, y avait-il seulement un procédé décrit suffisamment pour guider l'opérateur et par conséquent pour inspirer le technicien ? Non.

M. Farabeuf a appris de nos prédécesseurs en faveur desquels on voudrait revendiquer la priorité, qu'il y a deux manières de sectionner le pelvis : avec le bistouri, symphyséotomie ; avec la scie, ostéotomie appelée, suivant la région, pubiotomie, iliotomie, ischiotomie, mais c'est tout.

M. Farabeuf n'a inventé ni le bistouri, ni la scie, c'est certain, mais il a inventé tout le reste, absolument tout.

Je dis donc et j'affirme, ou plutôt je constate, en homme qui depuis dix-huit mois vis dans ces questions, que *l'agrandissement momentané du bassin oblique ovalaire par ischio-pubiotomie*, est une conception dont j'ai fourni l'occasion à M. Farabeuf mais qui lui appartient en propre, entièrement et exclusivement. En donnant son nom à cette opération, j'ai fait simplement acte de justice et je n'ai pu déposséder personne.   Pinard.

www.ingramcontent.com/pod-product-compliance
Ingram Content Group UK Ltd.
Pitfield, Milton Keynes, MK11 3LW, UK
UKHW021632090726
13657UKWH00004B/1583